健康ライブラリー　イラスト版

# 関節リウマチのことがよくわかる本

監修　山中　寿　医療法人財団順和会 山王メディカルセンター
リウマチ・痛風・膠原病センター長

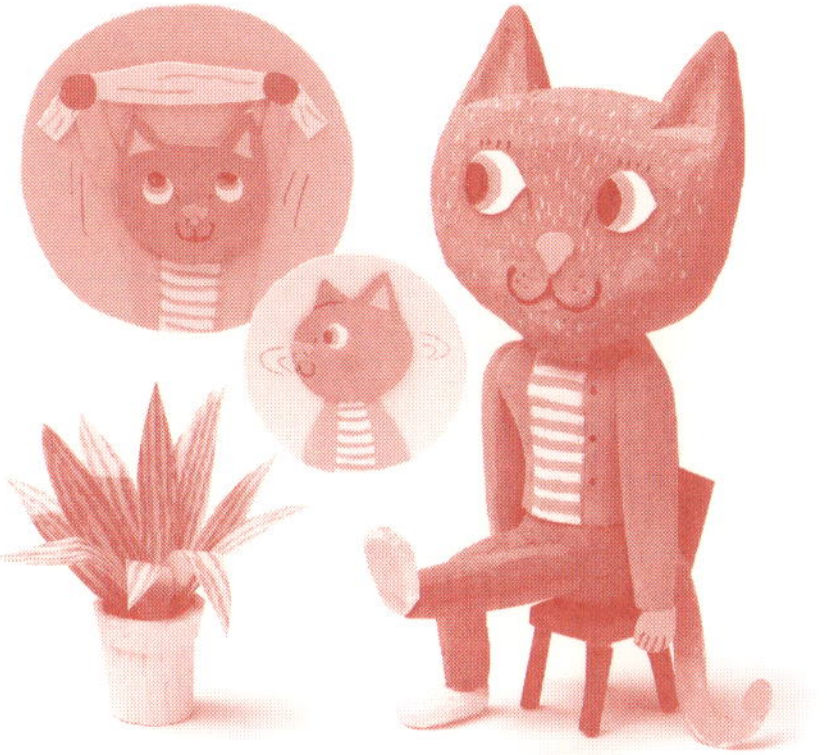

講談社

# まえがき

関節リウマチは身近な難病といえるやっかいな疾患で、関節の痛みや変形が患者さんやその周囲の人々を心身ともに苦しめます。長い苦しみの後に、寝たきりになってしまったり、機能を失った関節を人工関節に置換したりすることもまれではありませんでした。

しかし、関節リウマチの治療は過去二〇年間で格段に進歩しました。痛みをやわらげるだけでなく、関節の炎症を抑えて関節変形を防ぐような新しい薬剤が次々と開発されました。関節リウマチの患者さんを苦しみから解放できる時代の到来を予感させます。

ただ、関節リウマチは「ただ薬を飲んでおればよい」という病気ではありません。日常生活で気をつけていただくべきこともたくさんあります。ところが薬物治療が進歩した分だけ、このような基本的な知識が軽んじられているような風潮があるように私は感じています。何事も敵を知らねば勝てません。病気に克《か》つ第一歩は、まず病気をよく理解することです。関節リウマチという病気をよく知っていただき、患者さんとしてなにに気をつけるべきか、なにをするべきかをよく理解していただくことが、関節リウマチを克服する最短の道筋であると私は思っています。

そこで、関節リウマチの患者さんに、ご自身の病気をよく知っていただくことを目的として本書を監修いたしました。私は、二〇一九年四月まで東京女子医科大学附属膠原病《こうげんびょう》リウマチ痛風センターの所長をしておりましたが、このセンターに通院されていた約六〇〇〇名ものリウマチ患者さんのデータを集めて研究するシステムを構築し、ＩＯＲＲＡと名づけました。ＩＯＲＲＡは、患者さんたちのご協力を得ながら、臨床的な問題点をたくさん解決し、関節リウマチ診療の進歩に大きく寄与してきました。本書ではＩＯＲＲＡの情報も十分に盛り込んで、風聞風説ではない、正しい情報をお伝えしたいと思います。本書で得た知識を十分に活用して、実りある人生をお送りいただけますよう、心よりお祈り申し上げます。

二〇一九年五月から、私は診療の場を東京女子医大から医療法人財団順和会　山王メディカルセンターに移して、診療を継続しておりますが、一人でも多くのリウマチ患者さんの笑顔が見られることを心の糧として、毎日の診療にあたっております。

東京女子医科大学附属膠原病リウマチ痛風センター在籍中の二〇一一年からずっと、ホームページに月一回コラムを執筆しています。季節折々の話題に、私の日々考えていることをつづっておりますので、お時間が許せば、ちょっとホームページをのぞいていただければうれしいです。

http://www.twmu.ac.jp/IOR/index/center-letter.html
https://www.sannoclc.or.jp/mc/patient/department/riumachi/saijiki.html

医療法人財団順和会　山王メディカルセンター　リウマチ・痛風・膠原病センター長
山中　寿

# 関節リウマチのことがよくわかる本

## もくじ


【まえがき】…… 1

【理解度チェック】ご存知ですか？　関節リウマチの最新知識 …… 6

### 1 リウマチ？　それとも別の病気？ …… 9

【症状】指の小さな関節の痛み、腫れに注意を …… 10

【症状が似ている病気】関節症状が現れる病気はいろいろある …… 12

【見分け方】痛い関節が腫れているかどうかが重要 …… 14

【正しい診断を受ける】リウマチに詳しい医師にみてもらおう …… 16

【正しい診断を受ける】症状や検査の結果を点数化し、目安にする …… 18

【症状のとらえ方】年齢的な変化には「つきあう気持ち」も必要 …… 20

▼コラム　より早くみつけるために受けておきたい関節超音波検査 …… 22


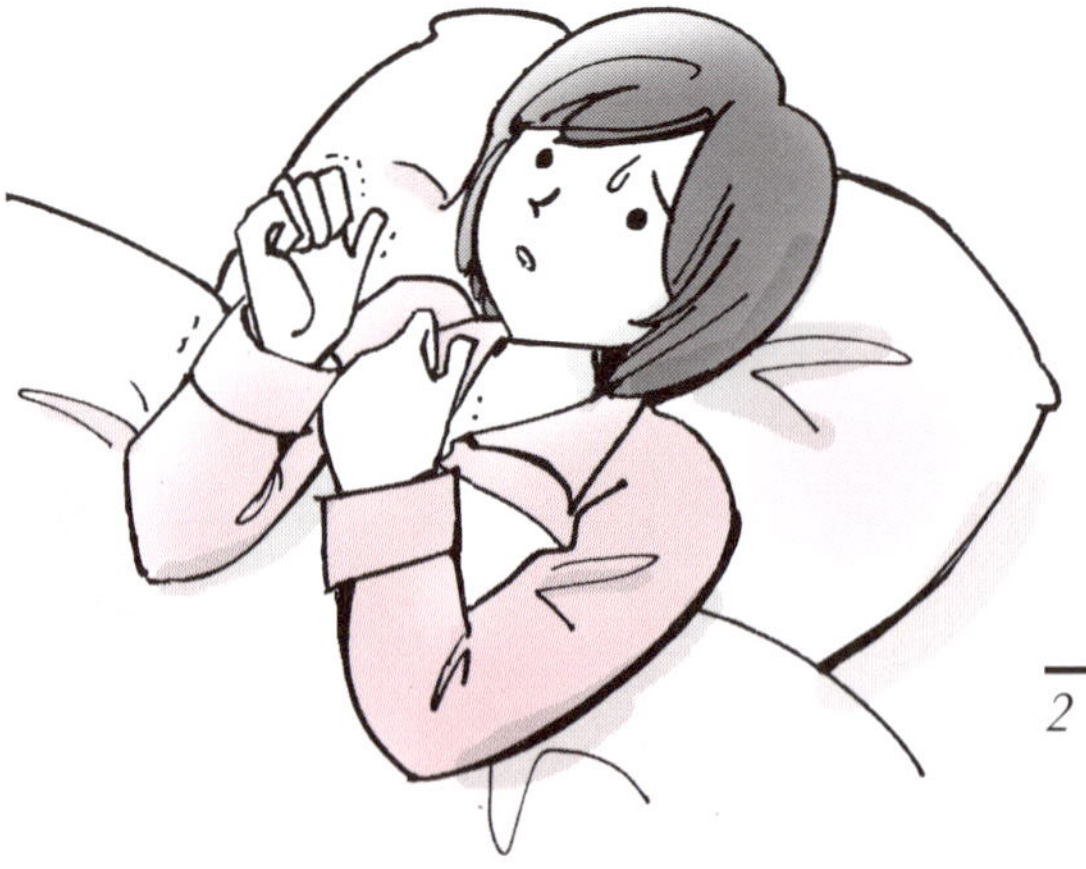

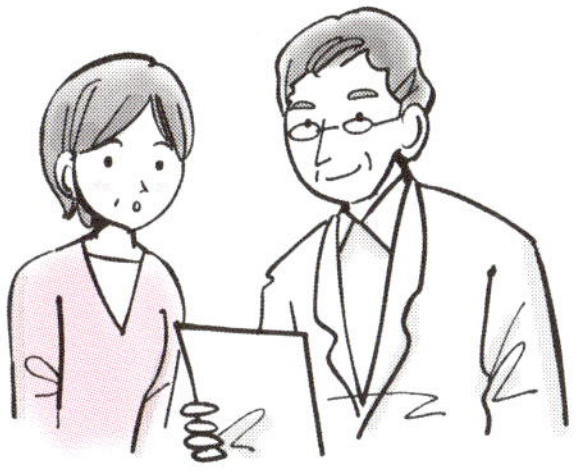

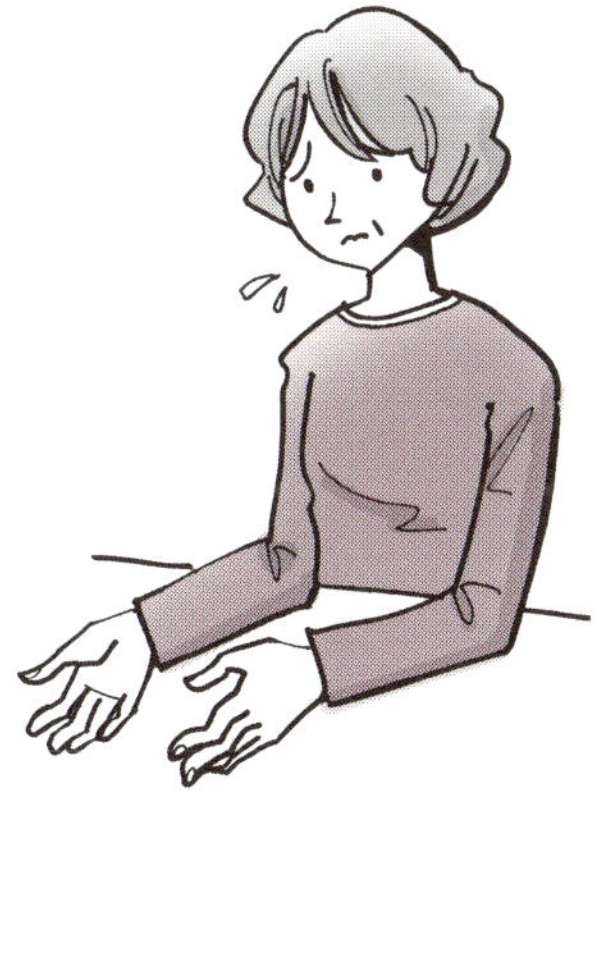


## *2* 知っておきたい関節リウマチのこと …… *23*

【関節に起きていること】免疫の異常で炎症が止まりにくくなっている …… *24*

【関節リウマチの進み方】昔とは大違い。進行は止められることが多い …… *26*

【病状のはかり方】重い／軽いは病気の勢いなどから判断する …… *28*

【治療の目標】病気の勢いを止めて三つのゼロを目指す …… *30*

【治療の方針】診断がついたら積極的な治療を始める …… *32*

▼コラム 世界が注目する大規模患者調査－ＩＯＲＲＡ …… *34*

## *3* 薬と手術で関節リウマチを治す …… *35*

【進化した薬物療法】治療薬は様変わり。炎症を効果的に止める …… *36*

【薬物療法の進め方】効き方をみながら最適な薬を選ぶ …… *38*

【治療薬の副作用】免疫が働きにくくなるので感染症に注意 …… *40*

【治療薬を選ぶ】お金の負担は長い目でみることも必要……42
【抗リウマチ薬】八割以上の患者さんが使うリウマチの特効薬……44
【生物学的製剤】炎症をまねく物質にねらいを定めて作用する……48
【ステロイド／鎮痛薬】よく効くが長く使い続けるのはむずかしい……52
【妊娠・出産を望む場合】関節リウマチでも安全に産める、育てられる……54
【手術を考えるとき】薬で消えない痛み、変形は手術で治す……56
【足首・足指の手術】強い痛み、歩きにくさを解消する……58
【手首・手指の手術】日常の不自由さを改善。見た目も美しく……60
【大きな関節の手術】生活機能が格段にアップする可能性も……62
【手術のあとで】リハビリ指導を受けてから日常生活へ……64

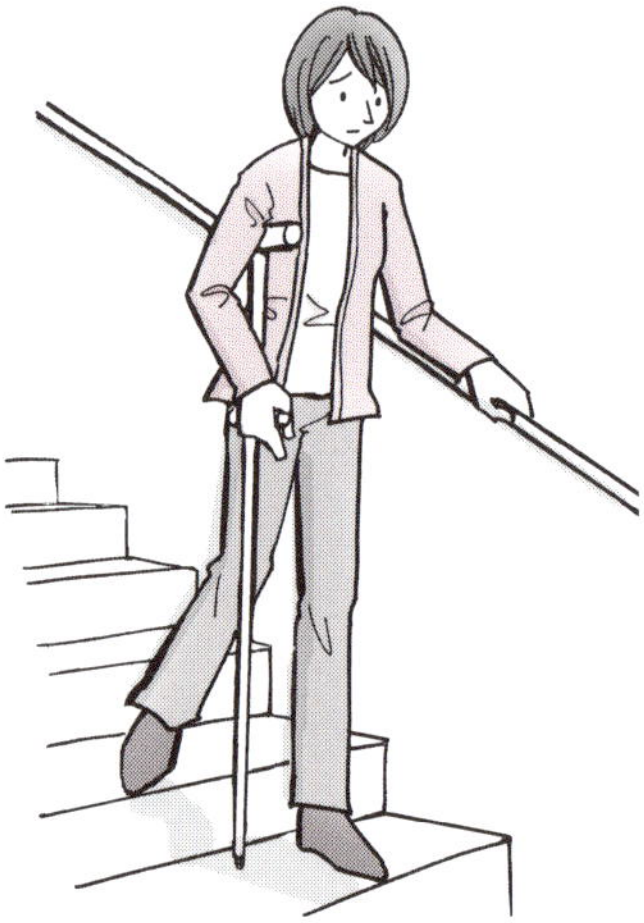

## 4 リハビリテーションで動ける体を保つ……65

【リハビリの目的】関節を守り、日常生活を過ごしやすくする……66
【チェックしてみよう】あなたの「暮らしやすさ」はどれくらい？……68
【関節の保護】ふだんの姿勢やなにげない動作を見直そう……70

【生活機能を保つ】身のまわりのことはできるだけ自分でしよう …… 72
【運動療法】痛みがややわらいだら無理のない範囲で実行 …… 74
【やってみよう!】座ってできるリハビリ体操 …… 76
▼コラム 温浴、冷浴で症状をやわらげる …… 80

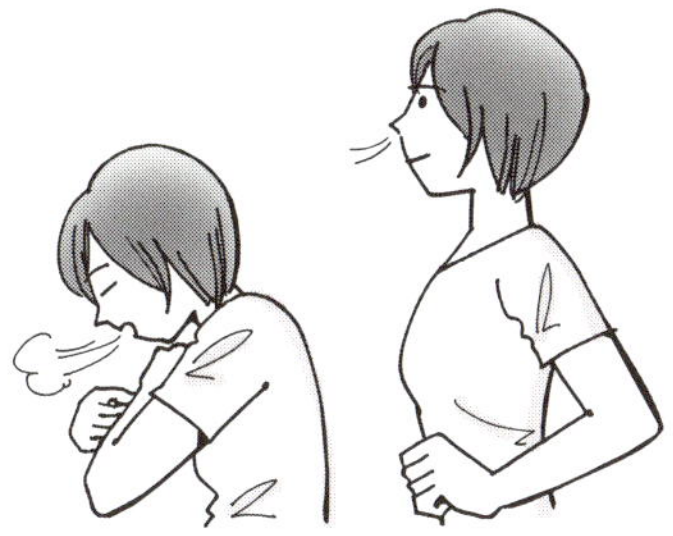

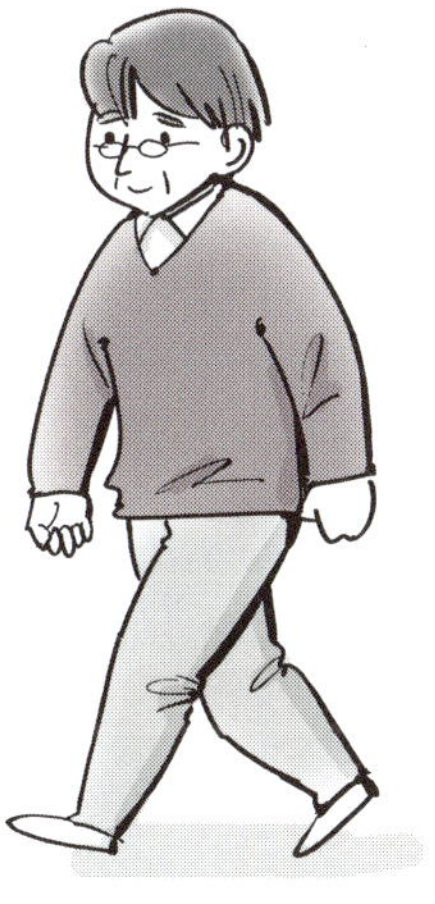

## *5* よい状態を長持ちさせる暮らしの工夫 …… 81

【長期治療のために】治療の「最適化」をはかって負担を減らす …… 82
【長期的な見通し】「元気に長生き」が究極の目標になる …… 84
【基本の心がけ】よく眠り、しっかり食べて体調管理に努める …… 86
【肺の病気】せきが続くときはすぐに受診。早めの治療を …… 88
【転倒・骨折】骨折しやすさは倍増! 転倒に注意 …… 90
【骨粗しょう症】食事と戸外での運動、薬物療法で強い骨にする …… 92
【乾燥・皮膚症状】目や口の乾燥には潤いを与える工夫を …… 94
【生活習慣病】高齢になるほど増えるがん、心臓病、脳血管障害 …… 96
▼コラム 健康食品やサプリメントは「趣味の領域」ととらえる …… 98

**理解度チェック**

# ご存知ですか？ 関節リウマチの最新知識

今、あなたがもっている関節リウマチに対する知識は、どこまで正確なものでしょうか？ 正しいと思うものに○を、間違っていると思うものに×をつけてみましょう。

**1** 関節痛を起こす病気のなかでいちばん多い □

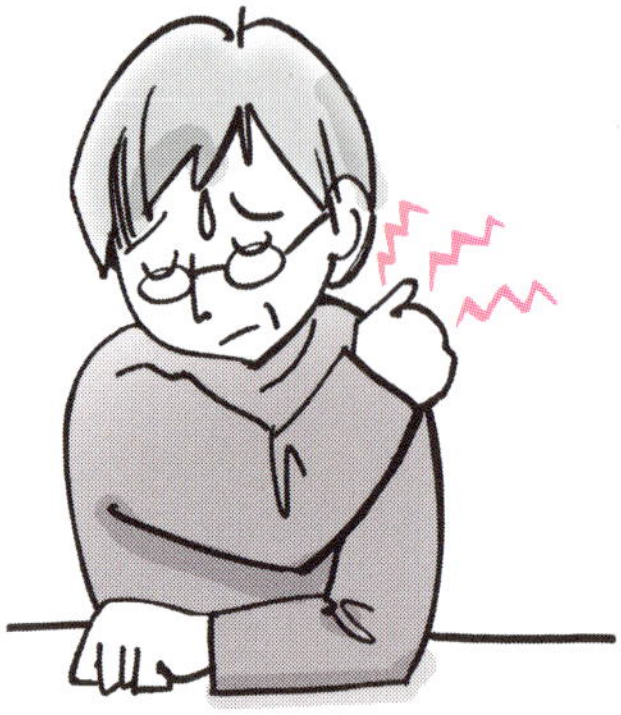

**2** 正式な病名は「慢性関節リウマチ」である □

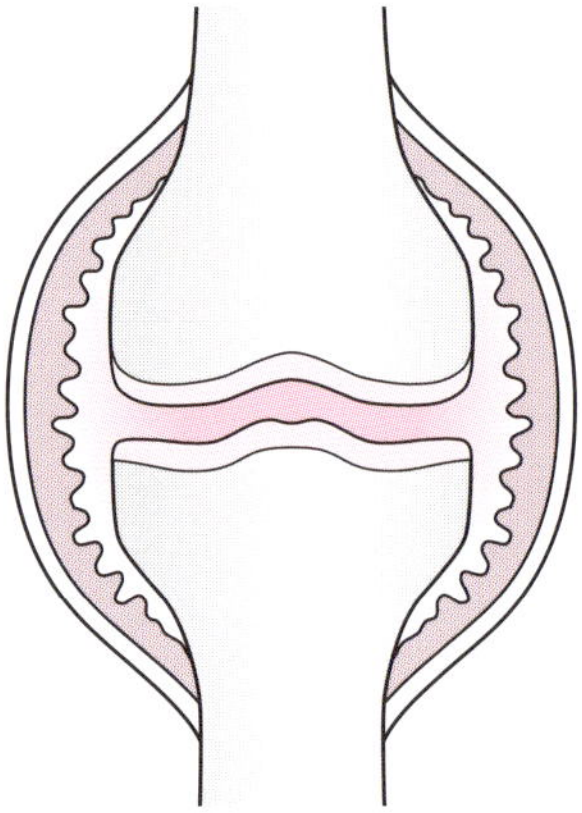

**3** 血液を調べれば診断できるようになった □

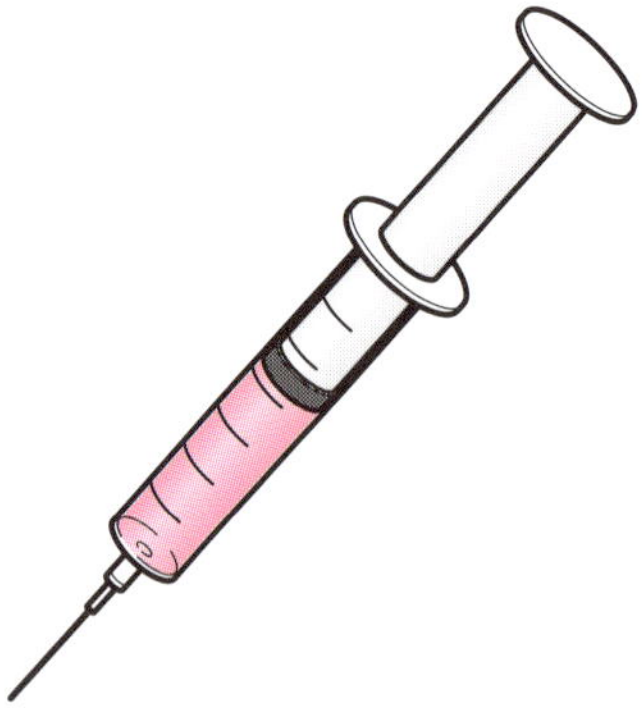

**4** 発症したときの年齢は、約半数が60歳以上 □

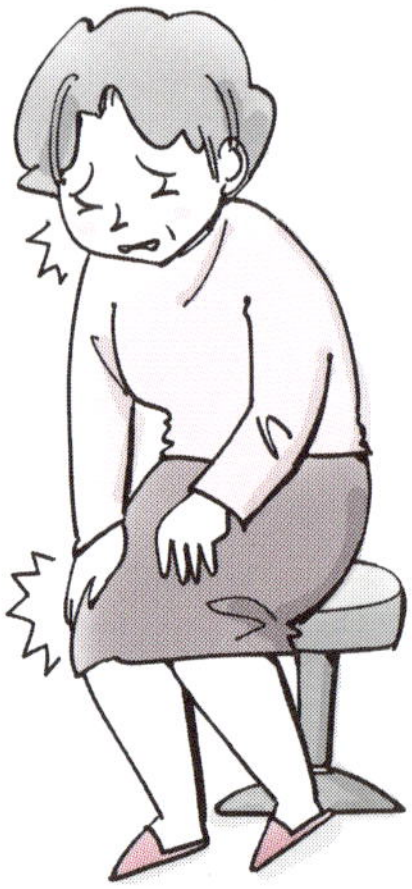

**5** 免疫の異常が原因で起きる病気である □

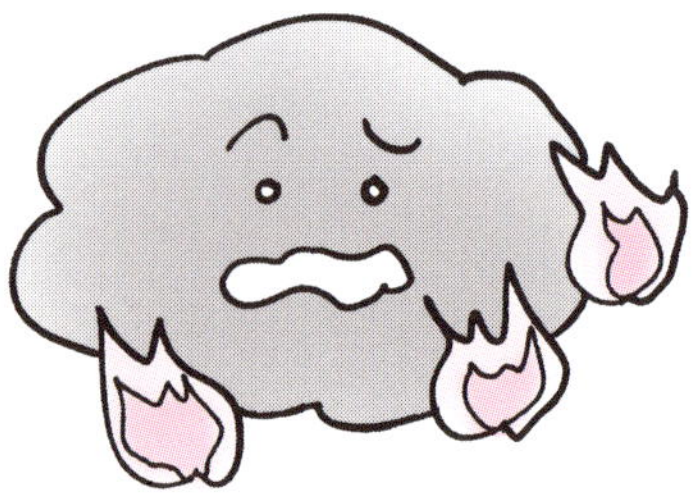

**6** 治療には免疫の働きを強める薬を使う □

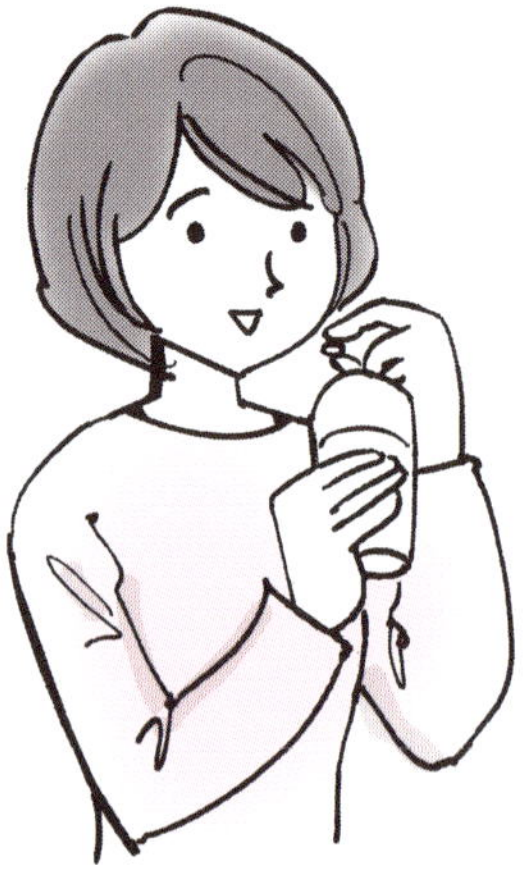

**7**

自覚症状が消えれば薬は不要になる

□

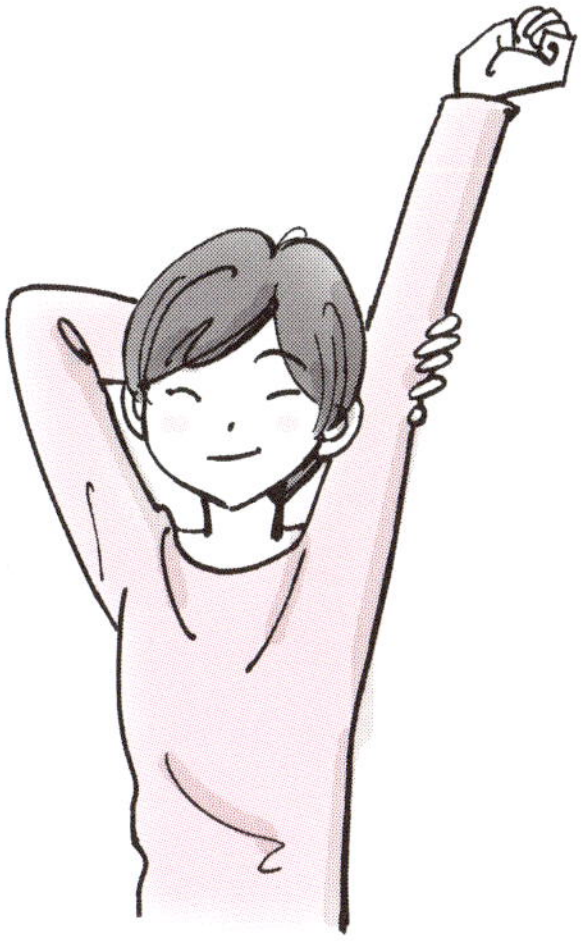

**8**

妊娠したら治療薬はすべて中断。出産後に再開する

□

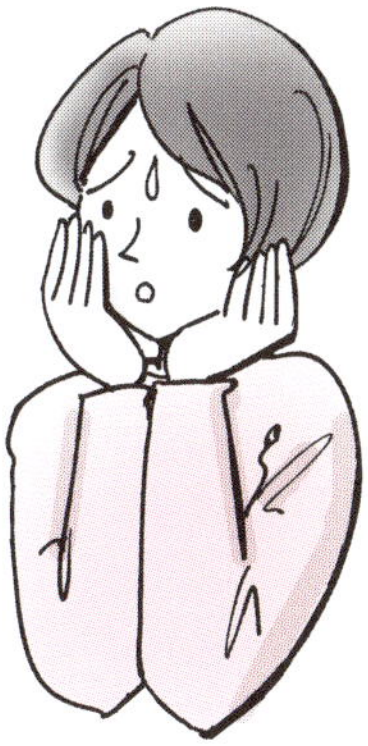

**9**

指の変形は手術が困難。めったにおこなわない

□

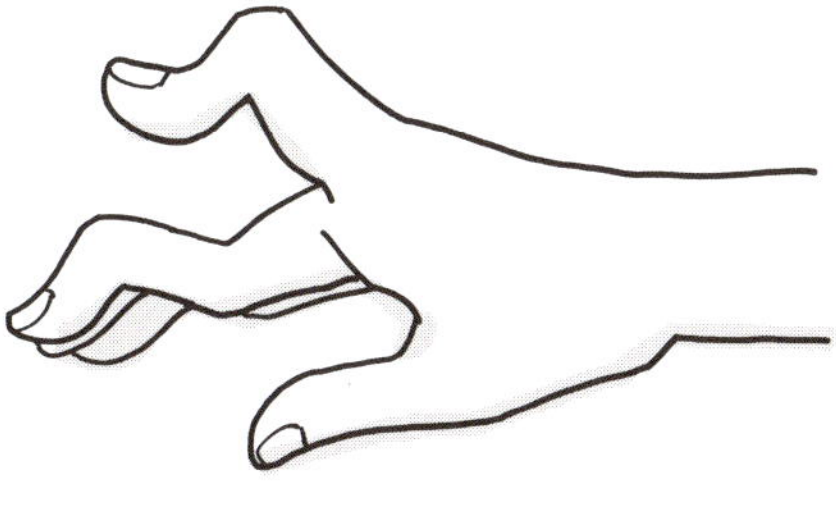

**10**

リハビリを続けていると病状が改善しやすい

□

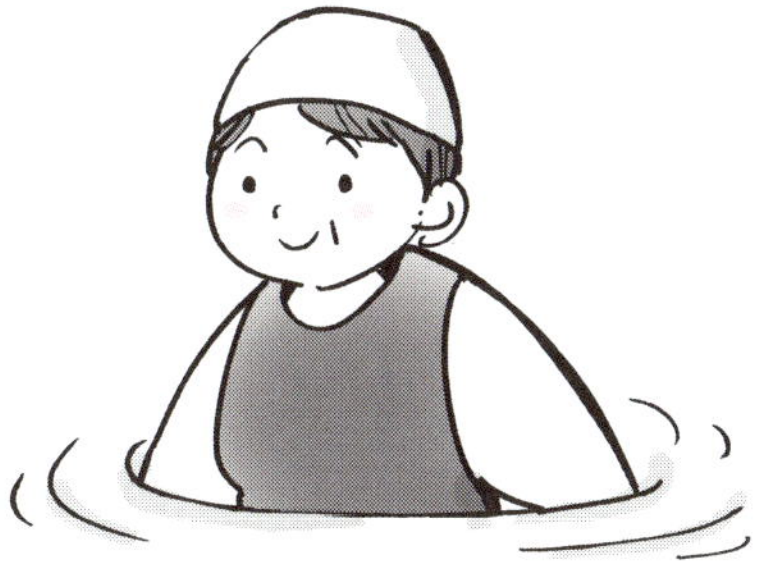

**11**

関節リウマチになっても健康長寿は可能

□

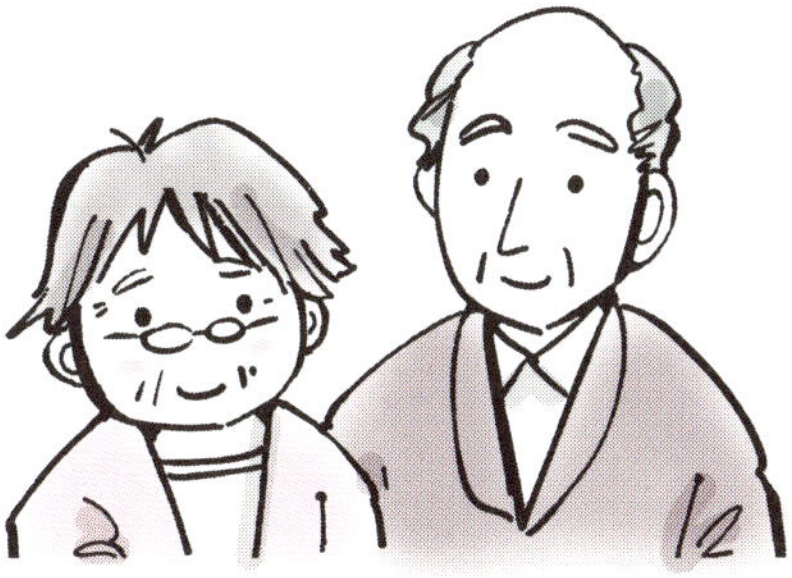

**12**

同世代の人とくらべて骨折しやすい

□

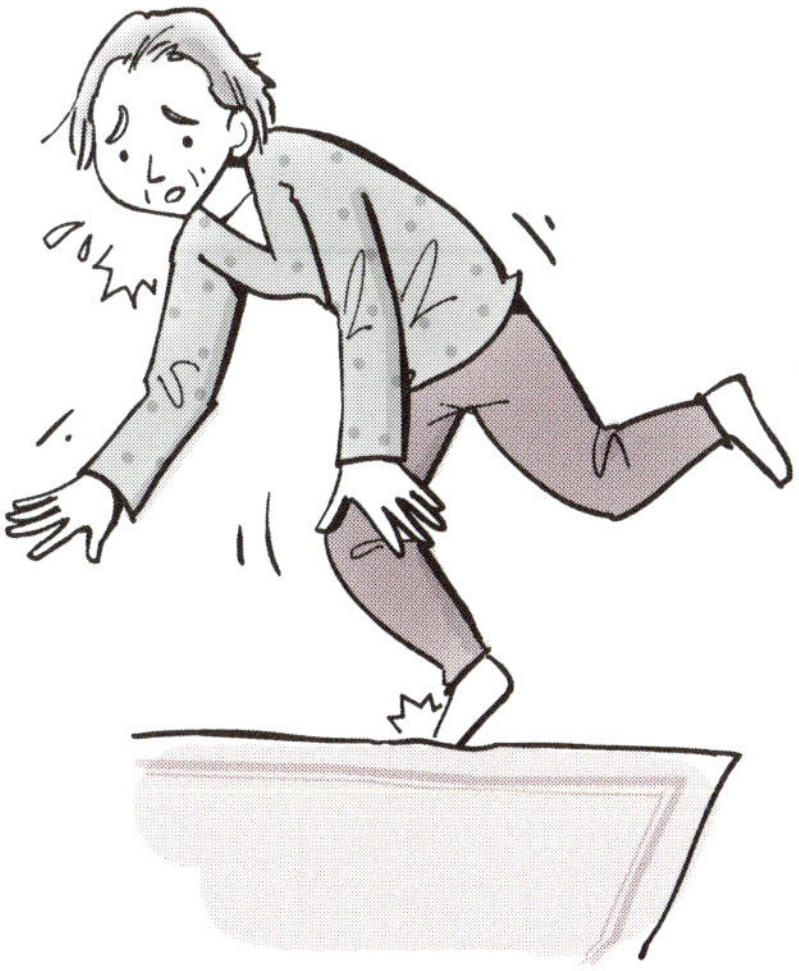

## 解答と解説

関節リウマチは、一度かかったら治らず、
関節が変形していく病気と考えられてきました。
しかし、治療法は年々進化しています。
不正解の項目があった人はもちろん、全問正解だったという人も、
関節リウマチへの理解を深め、積極的に治療に取り組んでいきましょう。

**1** ×　関節痛を起こす病気でいちばん多いのは、変形性関節症。年齢の重なりが影響して起きる病気です（→ 12 ページ）。

**2** ×　かつては「慢性関節リウマチ」と呼ばれていましたが、現在は「関節リウマチ」というのが正式な呼び名です（→ 37 ページ）。

**3** ×　血液検査で、関節リウマチの可能性が高いかどうかはわかります。しかし、それだけで関節リウマチと断定はできません（→ 18 ページ）。

**4** ×　60 歳以上になってから発症する人もいますが、多くの場合、50 代までに発症しています。(→ 13 ページ)。

**5** ○　体を敵から守るために働く免疫というしくみが、自分自身の組織に働いてしまう免疫異常が原因です(→ 24 ページ)。

**6** ×　免疫の働きすぎが問題なので、治療には、むしろ免疫の働きを抑える薬を使います（→ 37 ページ）。

**7** ×　自覚症状だけで判断して薬を止めてしまうのは危険です。薬の調整、休止は慎重におこないます(→ 30 ページ)。

**8** ×　妊娠中も服薬する場合があります。ただし、妊娠を計画する段階から、薬の種類を見直すことは必要です（→ 54 ページ）。

**9** ×　手術が必要な人の割合は減っていますが、美容面で悩みをかかえやすい手の指の手術は、むしろ増えています(→ 60 ページ)。

**10** ○　運動療法など、リハビリテーションを続けていると体が動かしやすくなるだけでなく、病状の改善にもつながります（→ 67 ページ）。

**11** ○　関節リウマチそのものは命にかかわる病気ではないので、合併しやすい肺の病気などに注意すれば長生きできます（→ 84 ページ）。

**12** ○　治療薬の影響もあり、骨折しやすさは同世代の健康な人の 2 倍といわれています。転倒に注意しましょう（→ 90 ページ）。

# 1

# リウマチ？それとも別の病気？

その昔、体の節々が痛み、手や足などが動かしにくい状態は
なんでもかんでも「リウマチ」といわれてきました。
けれど現在、「関節リウマチ」といわれる病気は、
関節の症状を示す原因の一部にすぎません。
つらい関節の症状が、本当に関節リウマチによるものなのか。
まずはそこから確認が必要です。

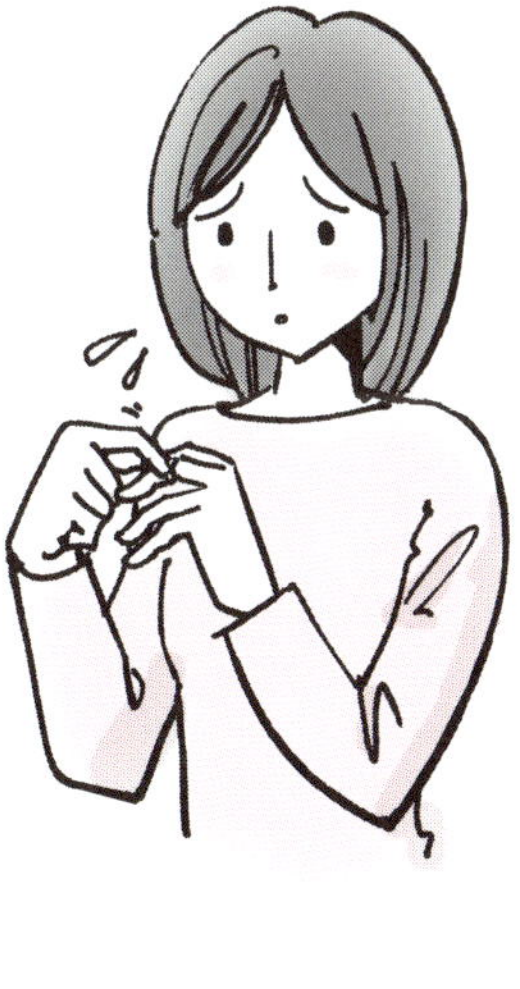

**症状**

# 指の小さな関節の痛み、腫れに注意を

関節リウマチと聞くと、「手や足の関節が変形する病気」というイメージがあるかもしれません。しかし、はじめのうちは小さな関節の動きに違和感を覚えるくらいです。

## 「朝のこわばり」が典型的

関節リウマチで最初に起こる変化としてもっとも多いのは、起床時に感じる関節のこわばりです。

年齢が高くなるにつれて、「目覚めてすぐは関節が動かしにくい」と感じるようになることはありますが、その状態が１～２時間以上続くようなら注意が必要です。

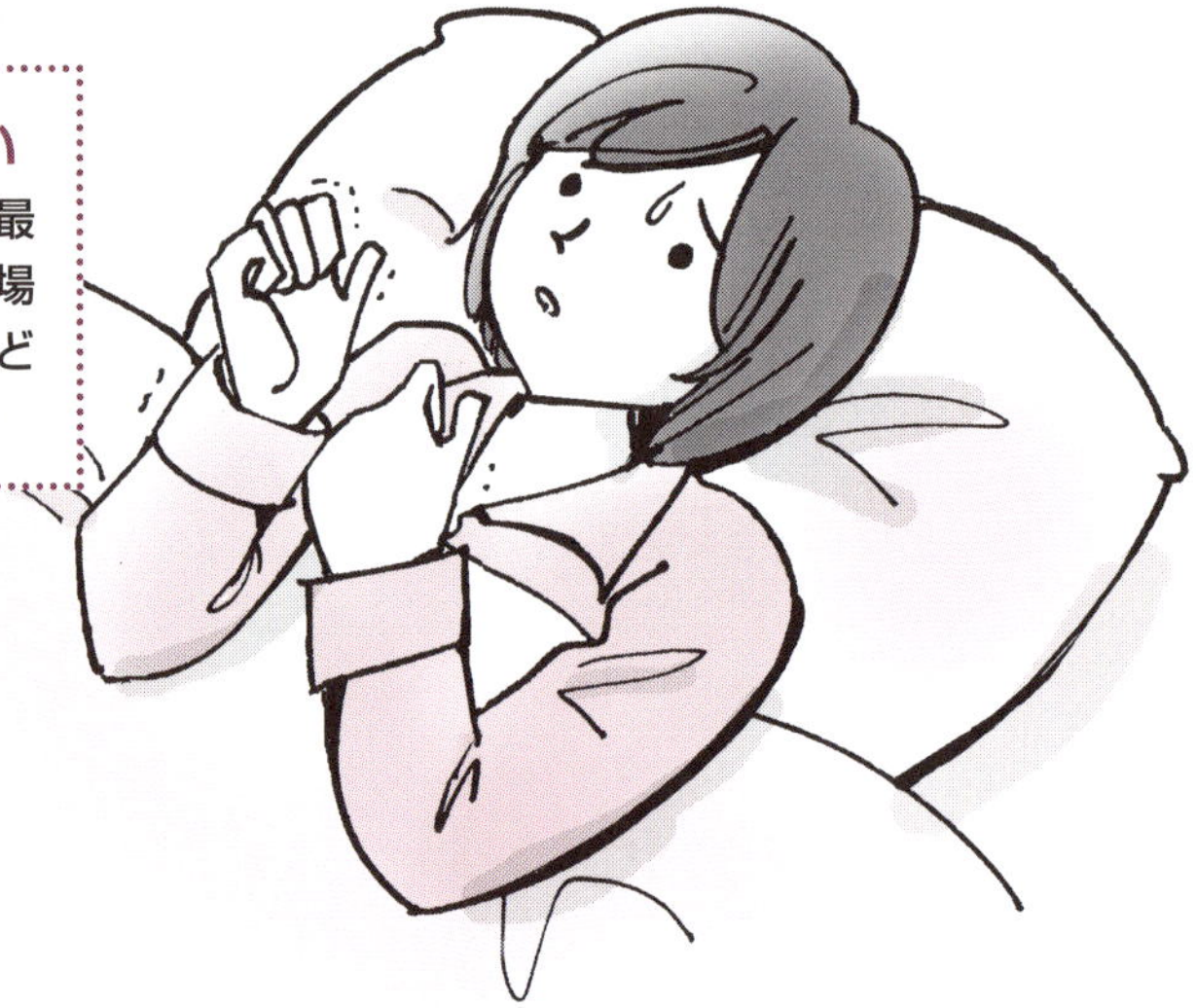

朝、
起きたあと、
関節がこわばって
動かしにくい
1～2 時間以上
たつと、普段どおり
動くようになる


**手に現れやすい**

関節リウマチによる最初の変化は、多くの場合、手の指の関節など小さな関節に起きる

すぐに動かせるようになるなら、あまり心配はいらない

### すぐに関節が変形するわけではない

関節は骨と骨とのつなぎ目にあたるところ。私たちが体を自由に動かすには、関節のなめらかな動きが必要です。

関節リウマチは、この関節の中でウイルスや細菌に感染したわけ

## ほかにも出てくる気になる症状

関節の症状はもちろん、全身の症状も、じつは関節リウマチが影響していることがあります。

関節リウマチは女性の患者さんが多く、男女比は1：4程度

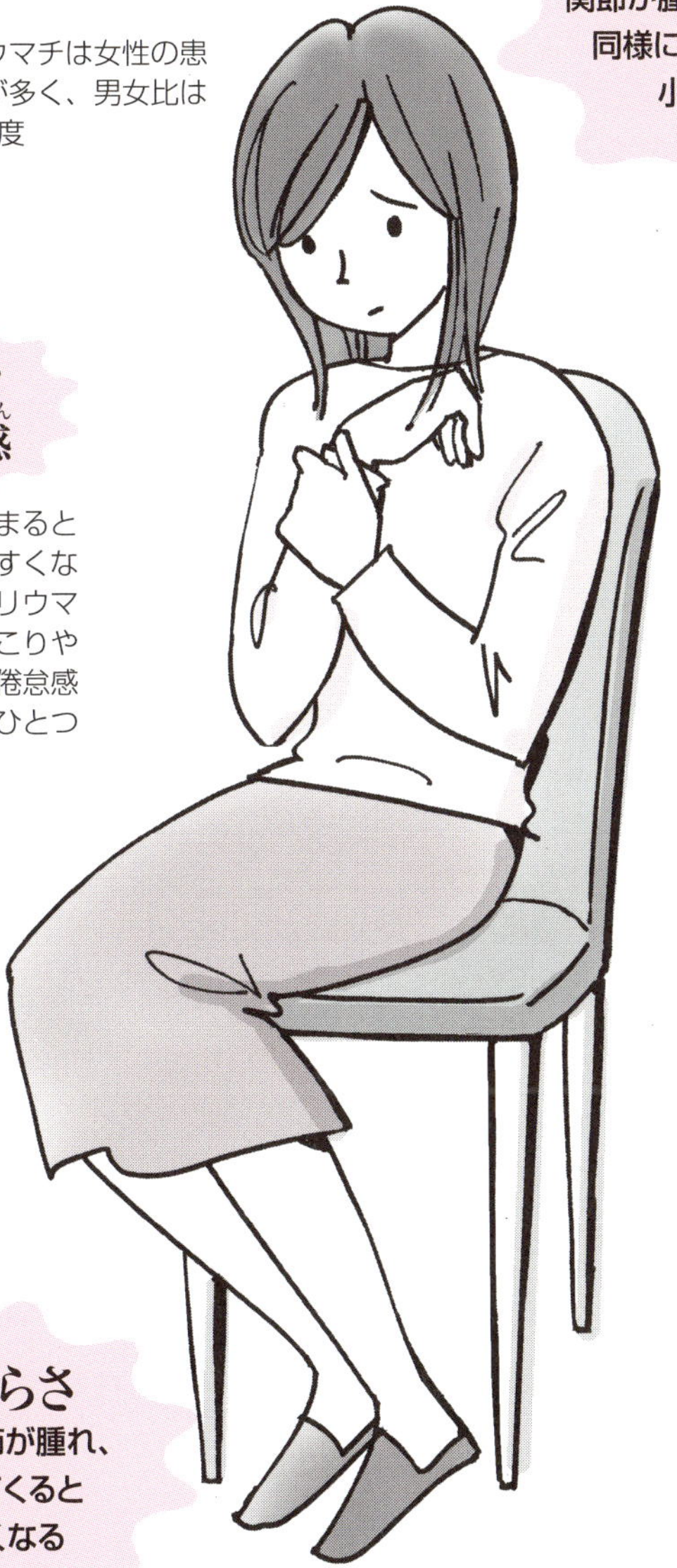

### 腫れを伴う関節の痛み

関節が腫れ、痛む。朝のこわばりと同様に、手の指、足の指などの小さな関節から始まることが多い

### 最初は1つ2つ。徐々に増えていく

放っておけば腫れて痛む関節の数はだんだん増え、手首、足首、肩、ひじ、ひざなどの大きな関節にも症状が出てくる

### 右にも左にも

関節リウマチの場合、右手の指だけでなく左手の指も、左の足首だけでなく右の足首も、といったように、体の左右の関節に症状が出ることが多い

### 微熱・倦怠感《けんたいかん》

関節症状が強まるとともに起きやすくなる症状。関節リウマチがあると起こりやすい貧血も、倦怠感を増す要因のひとつになる

### 歩きづらさ

足の指の関節が腫れ、痛みが出てくると歩きにくくなる

でもないのに炎症が生じる病気です。炎症が長く続くと、関節が変形したり、動かなくなってしまったりする危険性もあります。

ただし、そこまで進む前に、必ず関節の痛みや腫《は》れ、こわばりなどの症状が出てきます。異常を感じたら早めに受診し、関節リウマチかどうか確かめておきましょう。

症状が似ている病気

# 関節症状が現れる病気はいろいろある

関節の痛みは、年をとるとともに出やすくなる不快症状のひとつでもあります。気になる症状があるからといって、関節リウマチと決めてかかることはありません。

## 関節リウマチがみつかるのは一部

関節の痛みを訴えて医療機関を訪れる人のうち、「治療の必要がある」という人はざっと３割程度。その一部に関節リウマチが含まれます。

**とくに治療の必要はない**

- 変形性関節症
- 不適切な靴などの影響による外反母趾《がいはんぼし》
- 腱鞘炎《けんしようえん》など、関節のまわりの腱や筋肉の炎症
- 更年期障害

など

関節の変形がいちじるしく、生活上大きな支障があるようなら手術を検討

原因となっている病気の治療をしなければ、症状は改善しない

**治療が必要**

- 関節リウマチ
- 痛風、偽痛風《ぎつうふう》*
- 全身性エリテマトーデスなどの全身性結合組織病
- 細菌感染に伴う関節の炎症
- 脊椎《せきつい》関節炎、乾癬性《かんせんせい》関節炎

など

*痛風は尿酸の結晶、偽痛風はカルシウムの結晶が沈着して起こる病気

### 受診する人の多くは関節リウマチではない

関節リウマチは、関節痛を引き起こす代表的な病気のひとつで、患者数は日本全国で六〇万〜七〇万人にのぼります。

しかし、関節に症状があっても、関節リウマチと診断される人はさほど多くはありません。いちばん多いのは変形性関節症です。たとえばひざの関節に生じる変形性ひざ関節症は、自覚症状がある人だけでも一〇〇〇万人、気にはしていないが変形が起きているという潜在的な患者数は三〇〇〇万人ともいわれています。

ほかにも、さまざまな原因で関節の症状は起きます。まずは正しい診断を受けましょう。

## 加齢とともに増える変形性関節症

関節リウマチを疑って受診する人のなかで、もっとも多くみられるのは変形性関節症です。とくに起こりやすいのが変形性ひざ関節症です。

▼変形性ひざ関節症の発症年齢・性別割合

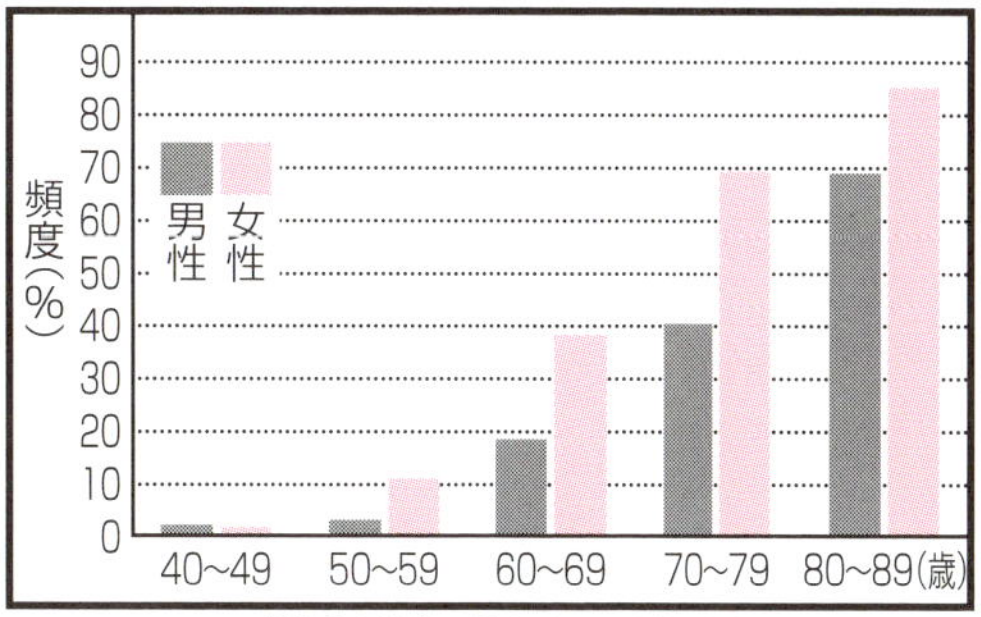


（古賀良生編『変形性膝関節症—病態と保存療法』2008による）

**変形性関節症**

### 「軟骨のすり減り」が痛みのもと

骨の先端部分にあるやわらかい軟骨は、長く使っているうちに摩耗していく。軟骨がなくなった部分は、かたい骨どうしがぶつかり合って削れたり、変形したりしやすい

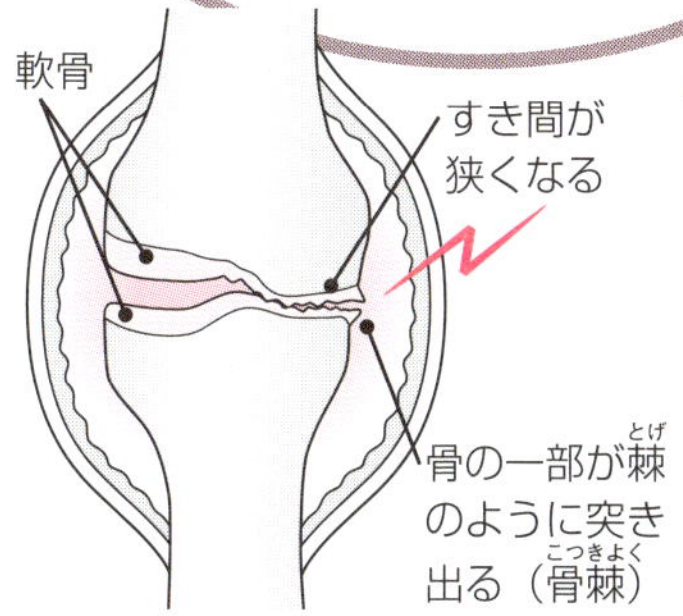


**変形性関節症**

### 年齢の重なりが基盤になる

変形性関節症は、いわば使いすぎによる障害。年齢が高くなればなるほど、起きやすくなる

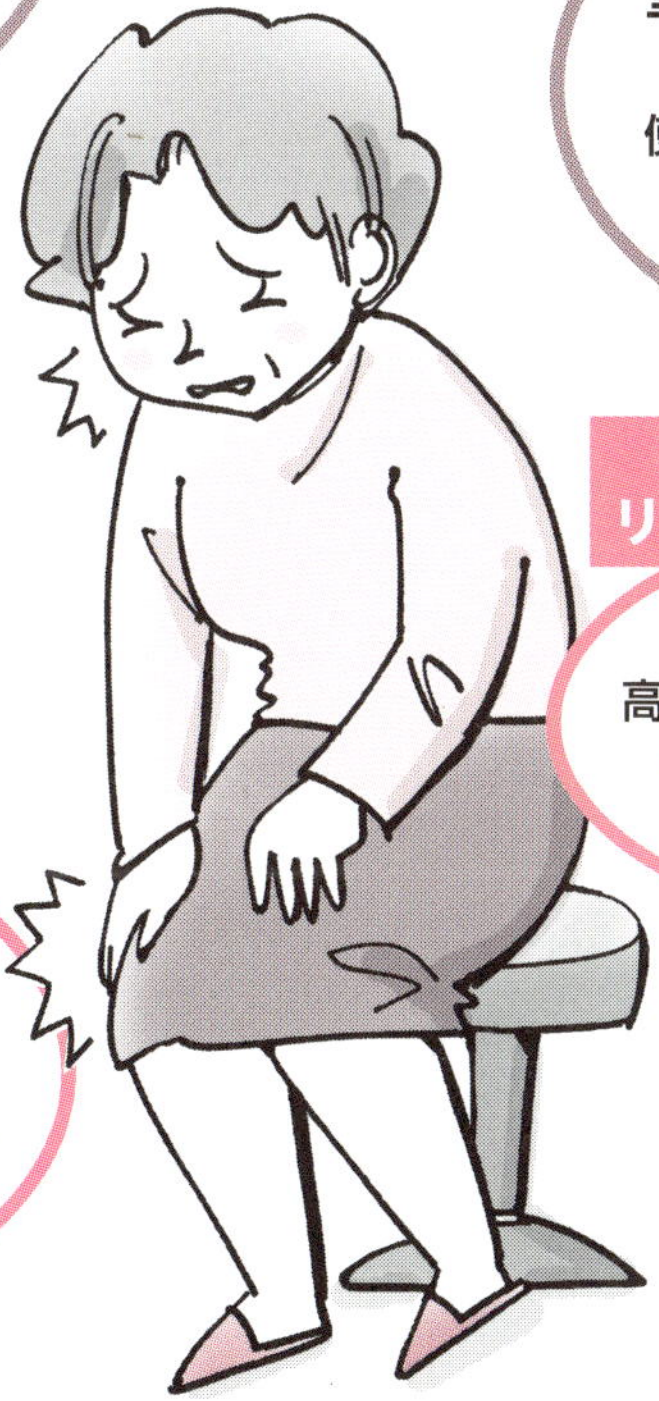

**関節リウマチ**

### 若くても発症する

高齢になってから関節リウマチを発症する場合もあるが、30〜50代での発症が多い

**関節リウマチ**

### 「滑膜《かつまく》の炎症」が痛みのもと

関節リウマチの痛みは、関節を覆う関節包という膜の内側にある、滑膜という組織に炎症が起こることで生じる

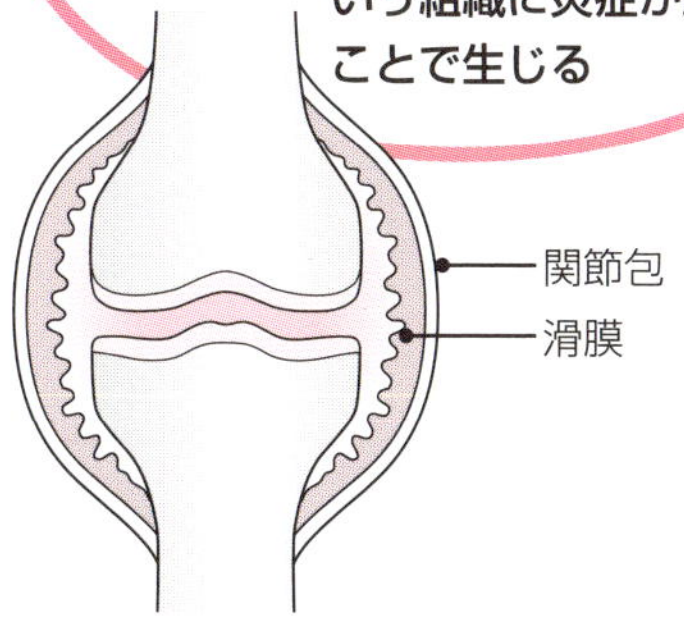


▼関節リウマチと診断された年齢の割合

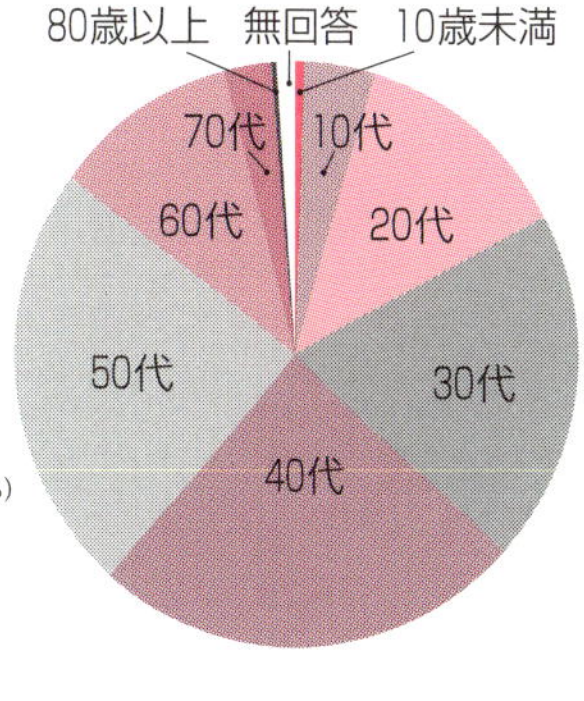


（『2010年版 リウマチ白書』による）

見分け方

# 痛い関節が腫れているかどうかが重要

関節リウマチによって起きる関節の症状は、年齢的な変化によるものなどとは少し異なるところがあります。思い当たる点があれば、すぐに医療機関で調べてもらいましょう。

## 「痛むところ」「さわった感じ」でおおよその原因はわかる

どの関節に症状が出ているか、関節のようすはどうかをみることで、関節リウマチか、それとも別の原因かはおおよその見当がつきます。

### 大きな関節だけなら関節リウマチとはかぎらない

関節リウマチでも肩やひざなど、大きな関節に症状が出てくることはあります。しかし、「大きな関節の痛みしかない」というのなら、関節リウマチ以外の原因も疑います。

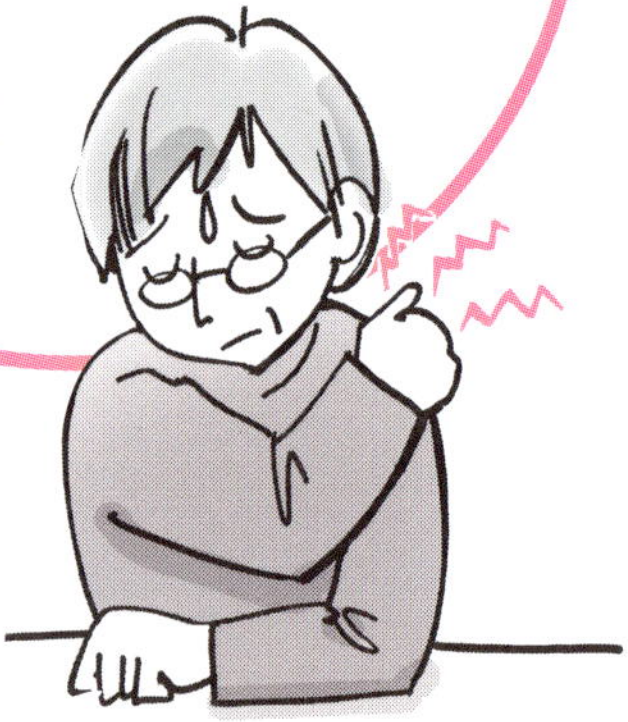

いわゆる「五十肩」は肩関節周囲の組織の炎症が引き起こすもの。関節リウマチとは無関係

### 親指以外の足指の症状は要注意

足の指のつけ根部分の関節は、関節リウマチで症状が出やすい部位のひとつです。ただし、親指のつけ根の痛みや変形だけなら、関節リウマチ以外の原因であることが大半です。

● 関節リウマチで出やすい

◆ 生活要因で生じる外反母趾、痛風などが多い

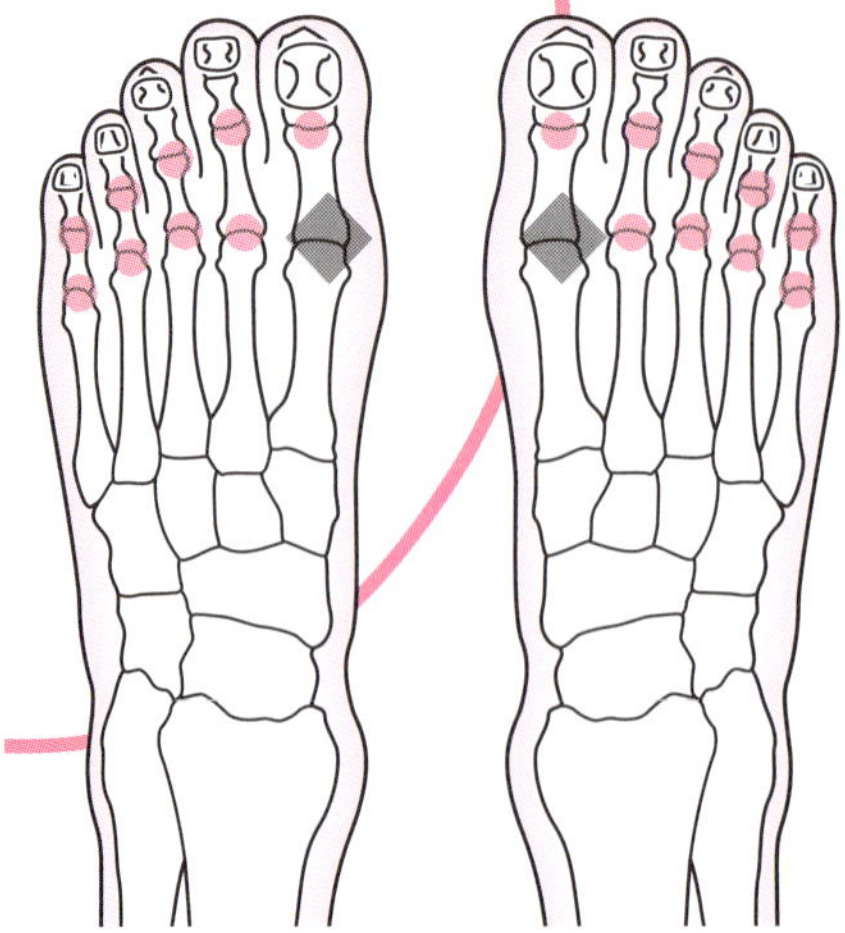

痛風は血液中の尿酸値が高い状態が続くことで、外反母趾はつま先の狭い靴を履き続けることで生じることが多い

## 関節のようすを詳しく確かめてみる

　関節リウマチによる関節の炎症は、背骨以外のあらゆる関節に生じる可能性があります。しかし、症状が出やすいところ、出にくいところがありますので、「どこがどのように痛むか」を把握しておきましょう。関節リウマチでは、関節を動かしたときだけでなく、押すと痛む、動かさなくてもジンジン痛むなどといった症状もよくみられます。

　また、ほかの病気と見分けるうえで、とくに重要なのは関節が腫れているかどうかです。症状のない関節と比較し、さわった感触を確かめてみましょう。

### 手指の関節の症状は注意深く見分ける

関節リウマチの症状が出やすいのは、
指のつけ根の関節（MP関節）と、
真ん中の第2関節（PIP関節）。
爪の下にある第1関節（DIP関節）や、
親指のつけ根の関節（CM関節）は、
変形性関節症で痛みが出やすいところです。

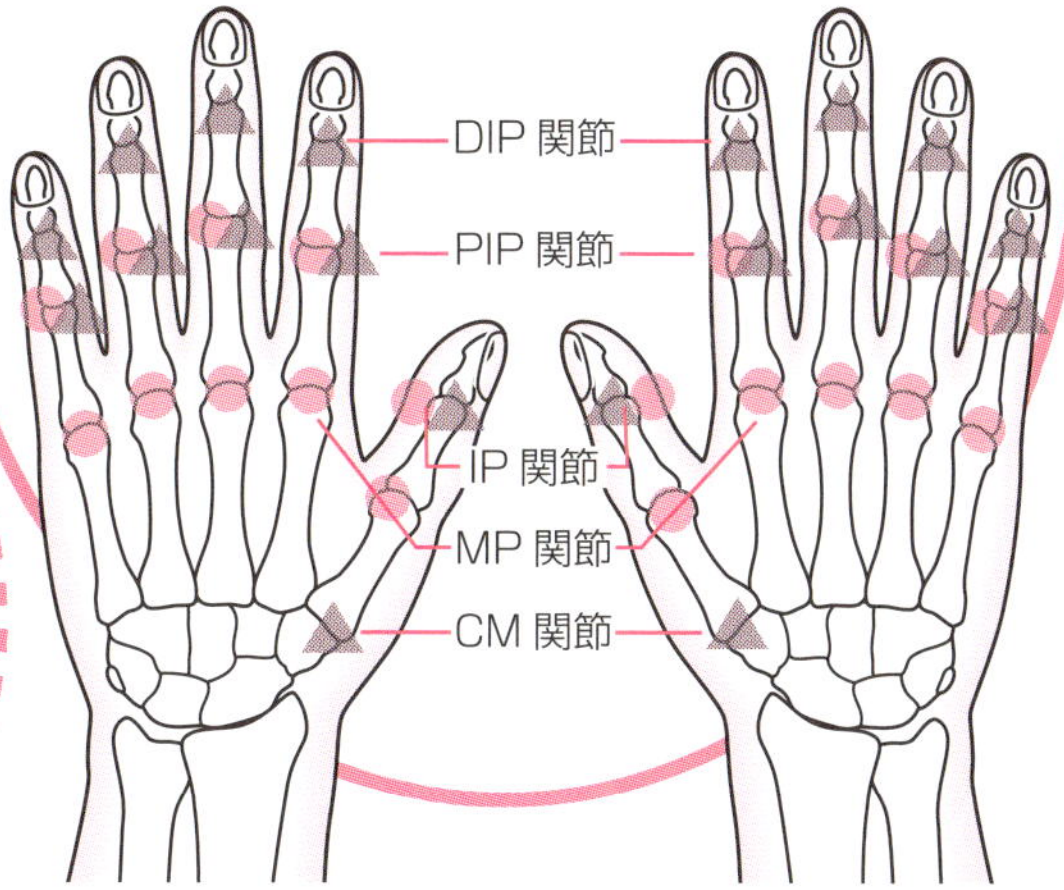


● 関節リウマチで出やすい

▲ 変形性関節症が多い

第２関節はどちらの症状も出やすい

手の指に起きる変形性関節症は、親指のつけ根の関節に変形がみられれば拇指《ぼし》 CM 関節症、第 1 関節ならヘバーデン結節、第２関節ならブシャール結節といわれる

### 重要なのは関節の腫れ

関節が腫れて熱っぽいのが関節リウマチの特徴です。変形性関節症の場合、痛みや動きにくさがある関節をさわるとかたく骨ばっていて、冷たい感じがします。

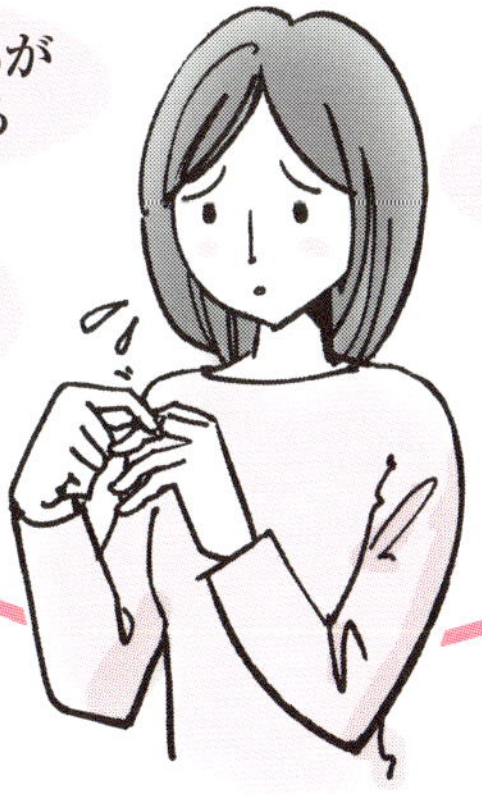

関節のところが腫れている
やわらかく、ブヨブヨしている
さわると熱っぽい


今までスッとはまった指輪が関節にひっかかり、はめにくい、抜きにくいなどということで腫れに気づくことも

正しい診断を受ける

# リウマチに詳しい医師にみてもらおう

関節の状態に不安があれば、早めに医療機関へ。関節リウマチを早い段階で診断するには専門的な知識が必要です。リウマチに詳しい医師にかかるのがおすすめです。

## 気になる症状があれば早めに専門医のもとへ

関節リウマチが原因で関節に症状が起きているとしたら、できるだけ早く治療を始めることが大切です。関節リウマチは放っておけば治るというものではなく、徐々に関節の障害が進んでしまうおそれがあるからです。

ところが、早期であればあるほど診断がむずかしく、専門的な知識と豊富な治療経験がある医師でなければ、見逃してしまう危険性もあります。少しでも不安がある場合には、リウマチの専門医のもとで診察を受けるのがおすすめです。

### 関節リウマチなら内科的治療が主体

関節リウマチの治療は、薬物療法を主体とした内科的な治療を中心に進めます。「どこの診療科か」ということより、関節リウマチに詳しい医師かどうかが重要です。

### おすすめ! 関節リウマチの専門医

日本リウマチ学会が認定するリウマチ専門医・指導医、日本リウマチ財団のリウマチ登録医であることがひとつの目安。いずれもホームページで地域別に検索できる

●日本リウマチ学会
リウマチ専門医・指導医名簿
http://pro.ryumachi-net.com/

●日本リウマチ財団
リウマチ登録医の所属する医療機関
http://www.rheuma-net.or.jp/rheuma/rm150/list/

### リウマチ治療にかかわる診療科

各科の連携がとれた医療機関にかかるとよい

**内科・リウマチ科（膠原病・リウマチ内科など）**
薬物療法を中心に治療を進める。手術が必要な場合は整形外科を紹介する

**整形外科**
基本的には薬物療法による治療。必要に応じて手術をおこなう

**リハビリテーション科（理学療法科）**
運動療法の指導など。手術後の機能回復訓練なども担当する

## 診断までの流れ

「この結果が出たら、関節リウマチ」と判断できるような検査法は今のところ存在しません。症状や血液検査、画像検査などの結果をみて、関節リウマチかどうかを医師が総合的に判断していきます。

**症状**
どんな症状がいつから現れたか。思い当たるきっかけはあるか、関節をさわった感じはどうかなど、症状を詳しくみていく

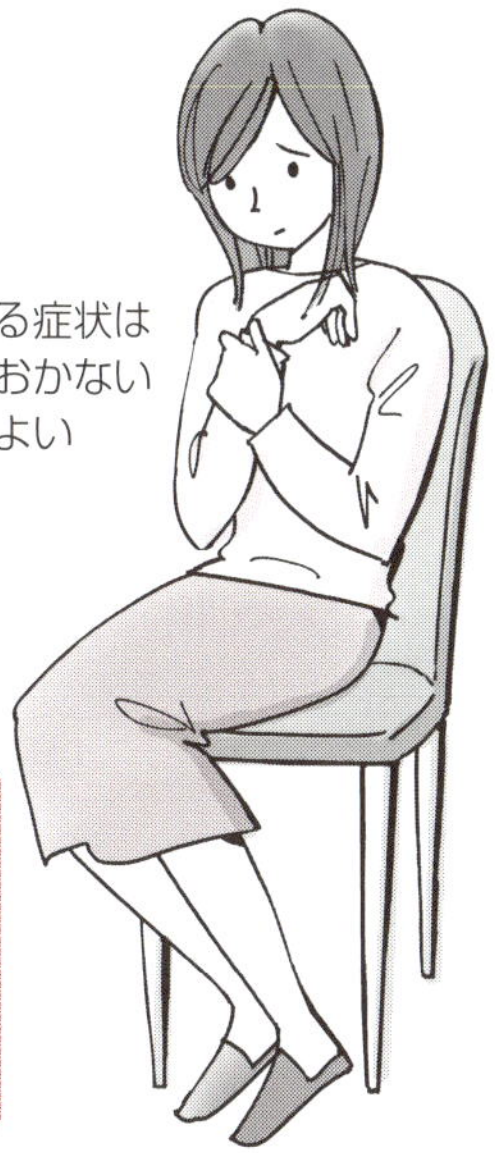

気になる症状は放っておかないほうがよい

**病歴**
これまでにかかったことがある病気、治療中の病気、血縁者に似た症状の人がいるかどうかなど

少なくとも１つ以上、腫れている関節があるが、関節リウマチ以外の原因では説明がつかない

**血液検査／画像検査**
血液検査で炎症や免疫異常のサインの有無を確認。画像検査（関節超音波検査など→22ページ）で関節のようすを調べる

**関節リウマチの分類基準**
症状や血液検査の数値が、次ページの「関節リウマチ分類基準」で合計６点以上になるか

異常あり

YES

NO

**関節リウマチ**
分類基準の合計点が６点以上なら、関節リウマチに分類される。６点未満でも、画像検査のようすや病歴などを総合的に判断した結果、関節リウマチと診断されることがある

**関節リウマチとはいえない**
画像上、関節の構造に異常なく、分類基準の合計点が６点未満の場合、関節リウマチとはいえないが、症状が続く場合には改めて診断を見直すこともある

正しい診断を受ける

# 症状や検査の結果を点数化し、目安にする

関節リウマチかどうかを判断する目安のひとつとして、アメリカリウマチ学会（ACR）とヨーロッパリウマチ学会（EULAR）が定めた「関節リウマチ分類基準」があります。

## 関節リウマチの分類基準

2010年に発表された「ACR／EULAR関節リウマチ分類基準」では、症状や血液検査による炎症反応、症状の持続期間などを点数化し、その合計点数によって、関節リウマチに分類するかどうかを判断する目安としています。

少なくとも１つ以上、明らかに腫れている関節があり、関節リウマチ以外の原因では説明がつかない人が対象になる

### 腫れや痛みのある関節の数

評価の対象になるのは右図のとおり。手や足の指の第１関節（DIP関節）、手の親指のつけ根の関節（第１CM 関節）、足の親指のつけ根の関節（第１MTP 関節）は、症状があっても数に入れない

| | 点数 |
|---|---|
| 大関節が1ヵ所 | 0 |
| 大関節が2～10ヵ所 | 1 |
| 小関節が1～3ヵ所 | 2 |
| 小関節が4～10ヵ所 | 3 |
| 1つの小関節を含む11ヵ所以上 | 5 |

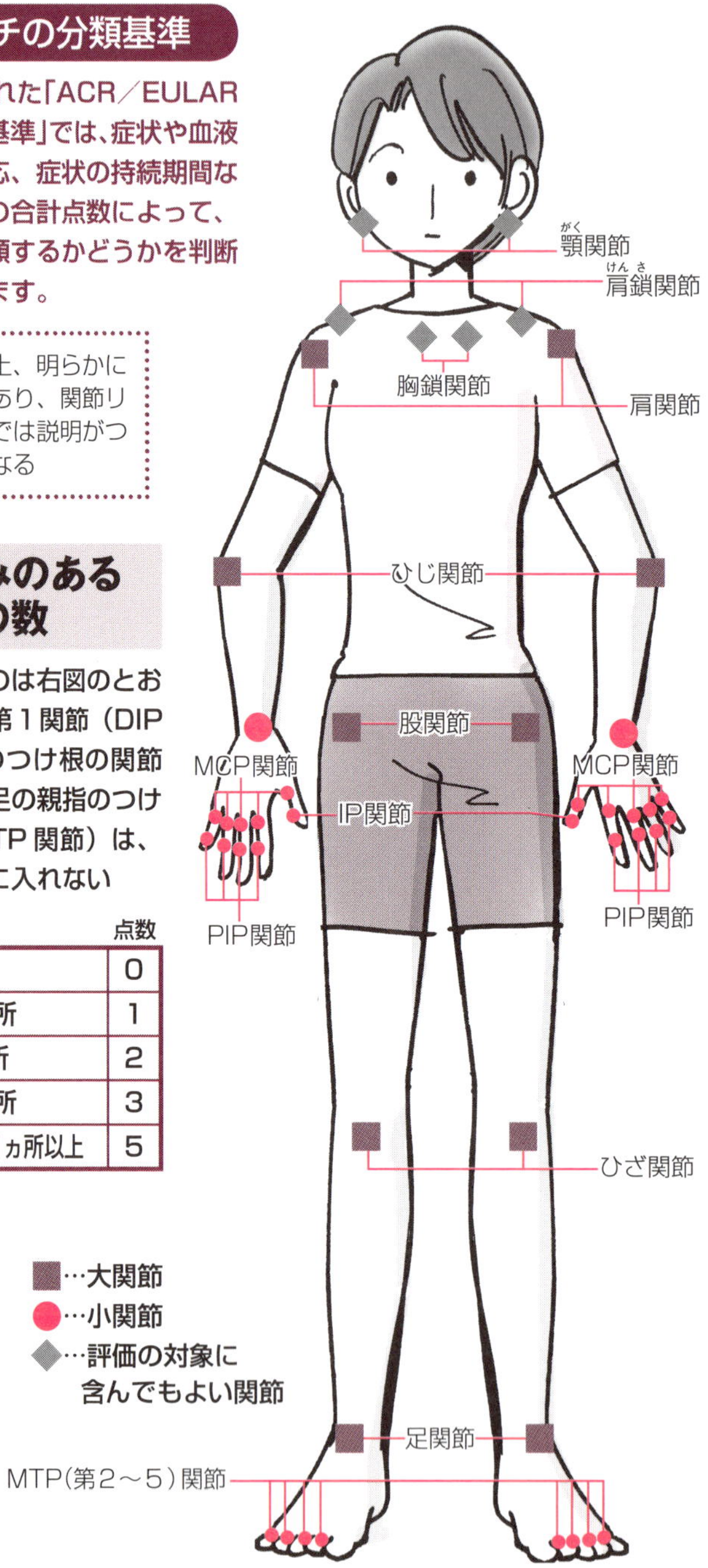


MCP 関節は手の指、MTP 関節は足の指のつけ根の関節。まとめて MP 関節ともいう

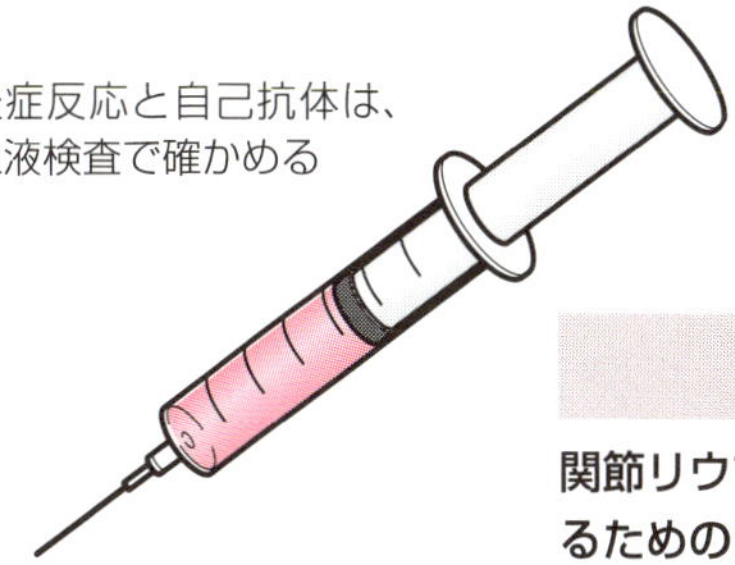

炎症反応と自己抗体は、
血液検査で確かめる

## 炎症反応

体のどこかに炎症があるときに生じるサインがみられるかどうか（→ 29 ページ）

| | 点数 |
|---|---|
| CRP、血沈がともに正常 | 0 |
| CRP、血沈のいずれかが異常高値 | 1 |

## 自己抗体

関節リウマチは、体を外敵から守るためのシステムである免疫の異常がかかわる病気。免疫異常を示すサインのひとつである自己抗体がみられるかどうか。抗 CCP 抗体は関節リウマチの可能性を高く示す自己抗体。リウマチ因子はほかの病気でもみられることがある（→ 25 ページ）

| | 点数 |
|---|---|
| リウマチ因子、抗CCP抗体がともに陰性 | 0 |
| リウマチ因子、抗CCP抗体のいずれかが弱陽性 | 2 |
| リウマチ因子、抗CCP抗体のいずれかが強陽性 | 3 |

## 症状が続いている期間

今、症状がある関節について、どれくらい前から発症したか

| | 点数 |
|---|---|
| 6週未満 | 0 |
| 6週以上 | 1 |

## 合計点数6点以上かどうか？

●「関節リウマチである」と診断するには、上記の項目の合計点が6点以上であることが必要とされる

●6点以上だから必ず関節リウマチであるとはいえず、また6点未満だから関節リウマチでないとは断定できない

### より早い段階で診断するための指標

関節リウマチかどうか判断するための基準は過去にも定められていましたが、二〇一〇年に発表された新たな分類基準は、より早い段階で診断をつけるためにつくられたものです。日本でも診断の参考に、この基準が用いられています。

注意したいのは、これはあくまでも「分類基準」であり、「診断基準」ではないことです。正しい診断を受けるためには、病歴や画像検査などを含めた総合的な判断が必要です（↓17ページ）。

症状のとらえ方

# 年齢的な変化には「つきあう気持ち」も必要

関節リウマチにしろ、変形性関節症にしろ、「長くつきあうことになる」という点は同じです。診断の結果をどう受け入れるかも、考えておきたいところです。

## 診断がついたあとで

関節の悩みをかかえて受診した結果、関節リウマチと診断された人もいれば、そうではないと言われた人もいるでしょう。いずれにしても手放しに喜べるものではありませんが、悩んでばかりもいられません。

**関節リウマチと診断されたら……**

「これからどうなるのか」「どんどん進行していくのではないか」など、不安でいっぱいになるのは当然のことです。

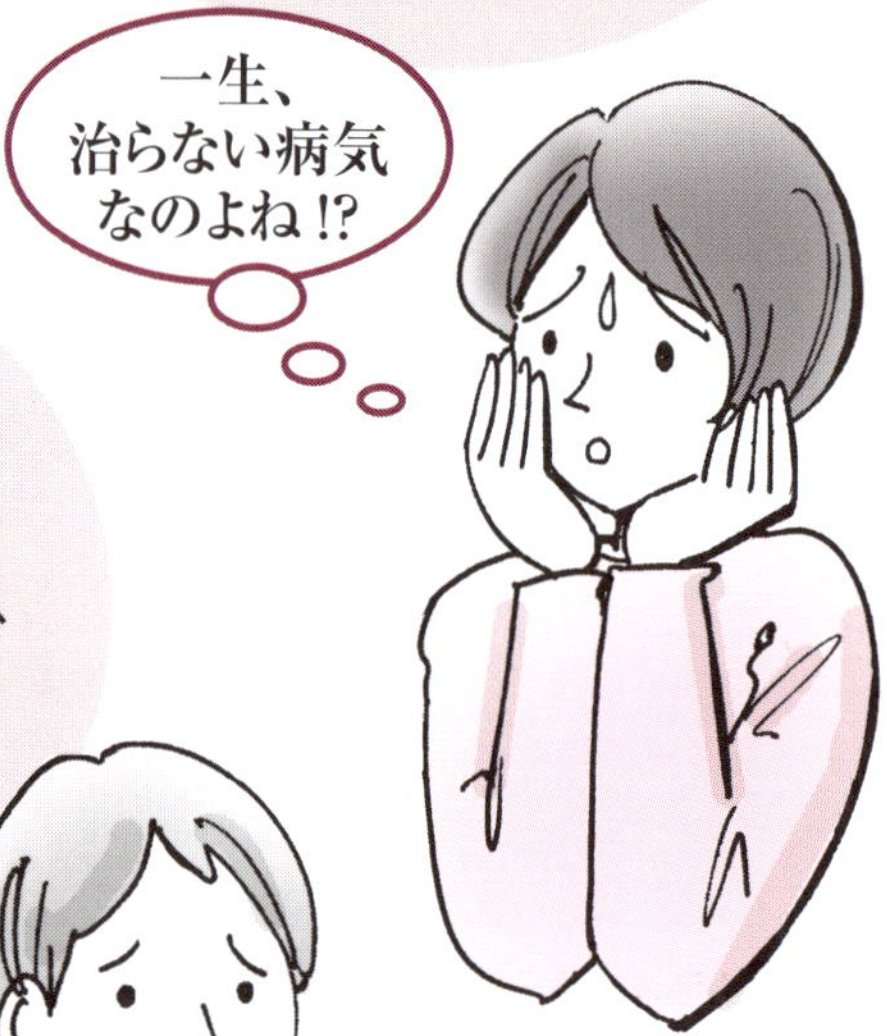
一生、治らない病気なのよね⁉

**年齢的なもの（変形性関節症）と診断されたら……**

「心配ない変化」と言われても、現につらい症状があるだけに、「一生、つきあわなければならないのか」と憂うつな気分になりがちです。

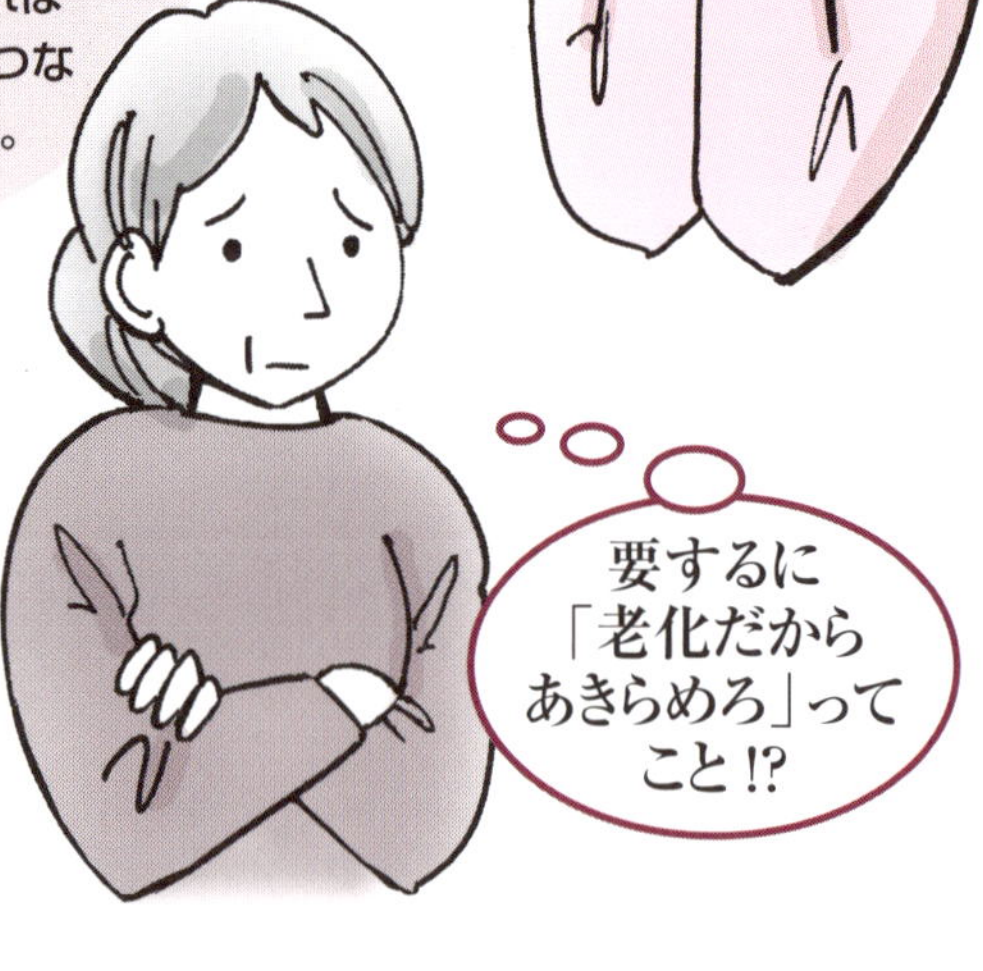
要するに「老化だからあきらめろ」ってこと⁉

ほかの病気がみつかることもあるが、一過性の炎症によるもののほかは、やはり長くつきあうことになる場合が多い

### つきあいたくなくても現状の把握は必要

関節リウマチも変形性関節症も、「しばらくがまんすれば治る病気」とは違います。基本的には、この先、長くつきあっていくことになります。

## それぞれにベストな対処法はある

今ある症状の原因がはっきりわかれば、対処のしかたもみえてきます。今できる最善の方法を選び、取り組んでいきましょう。

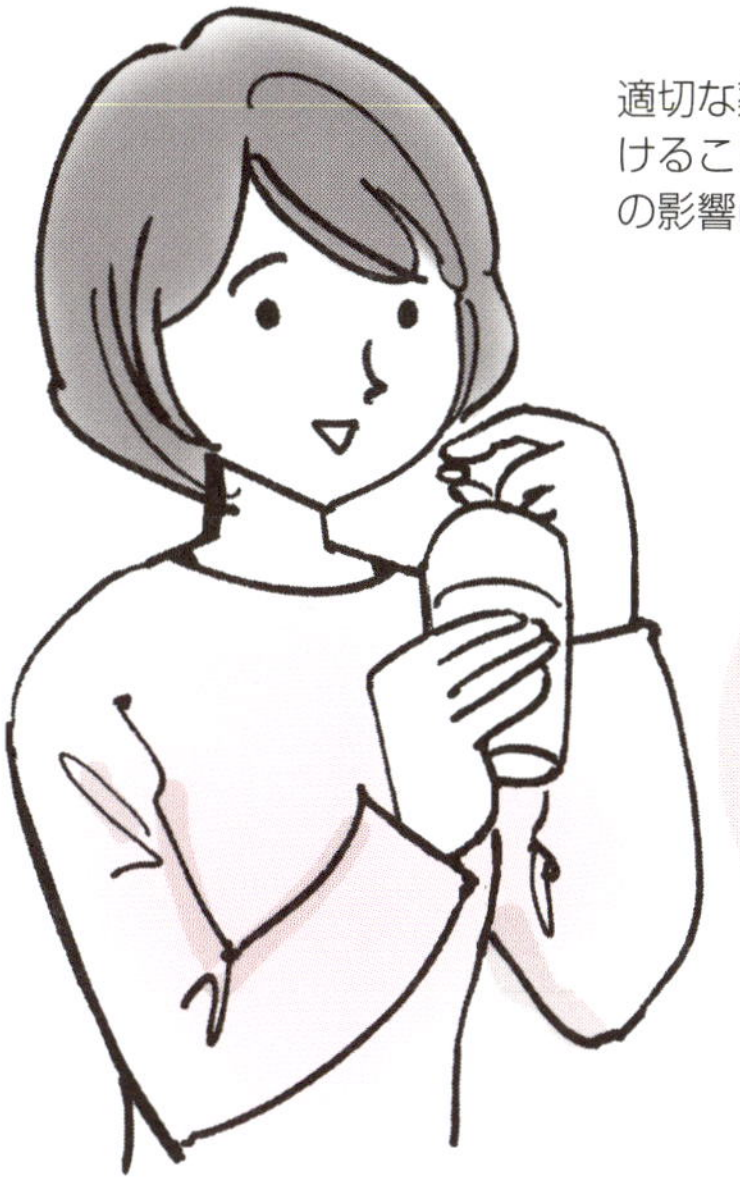

適切な薬物療法を続けることで、生活への影響はなくせる

### 進行を止めるための治療法はある！

関節リウマチは進行性の病気です。しかし、その治療法は進歩しており、現在は多くの人が「進行が止まっている状態」を維持することができます。

### 生活の工夫やリハビリでより過ごしやすくなる！

年齢を重ねることで生じる変化は「治せる」ものではありません。しかし、関節に負担をかける太りすぎを解消したり、関節を支える筋肉を強化したりすることで、症状を軽くすることはできます。

関節リウマチの患者さんにも年齢的な変化は生じる。適切な治療に加え、日々のトレーニングも暮らしの快適さを保つためには必要な心がけ

### 避けられない変化は「ありのまま」を受け止めて

病気の進行を止めたり、年齢的な変化による影響をゆるやかにしたりすることはできますが、健康で若々しい関節を取り戻したい、永遠に保ち続けたいと願っても、それはむずかしい話です。

できるだけのことはする。

それでも避けられない変化は、
ありのままに受け止める。

これからの長い人生には、そのような気持ちも大切です。

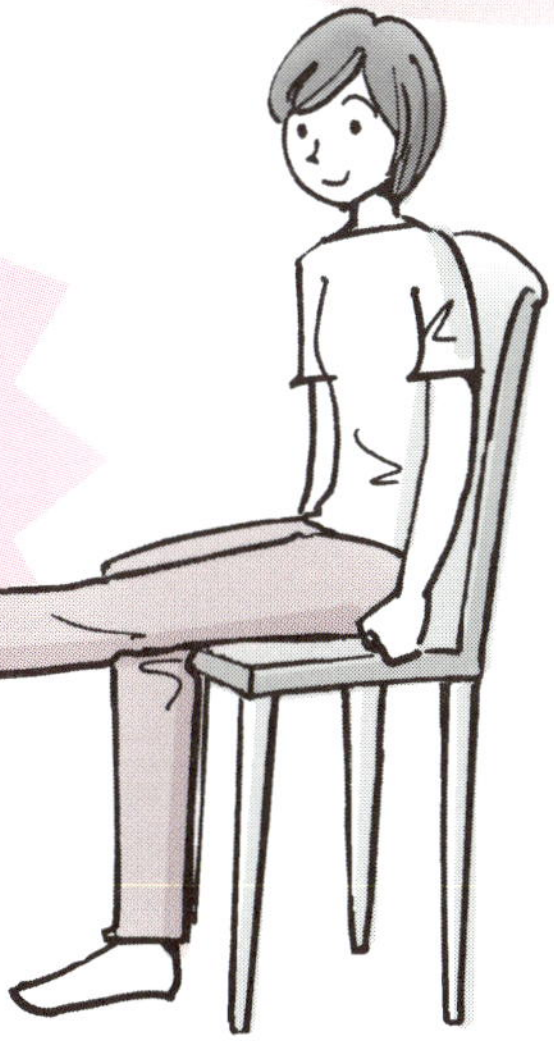

「つきあいたくなんてない」と思うかもしれませんが、現状はきちんと把握しておくことが必要です。そのうえで、つらい症状に苦しめられることがない状態を保てるように、対処していきましょう。

COLUMN

# より早くみつけるために受けておきたい関節超音波検査

## 関節リウマチで起きる炎症の有無がわかる

関節リウマチが疑われる場合、多くの医療機関ではX線による画像検査をおこなっています。関節の障害が進み、骨の一部が欠けた「骨《こつ》びらん」といわれる状態や関節の変形が起きていれば、X線検査でも異常はわかります。しかし、もっと早い段階で異常をみつけるには、関節超音波（関節エコー）検査が有用です。この検査なら、骨びらんはもちろん、関節リウマチが引き起こす滑膜の炎症そのものを観察できるからです。

## 診断にも治療効果の判定にも役立つ検査

関節超音波検査は、早期診断の有効な手段となるだけでなく、治療開始後、炎症が抑えられているかどうか、治療効果を判定するうえでも有用です。

ただし、画像から関節の状態を正しく把握するには、検査を実施する医師の経験も必要です。関節超音波検査を受けられるかどうかも、医療機関を選ぶ際のひとつの目安になります。

▼関節超音波画像の例

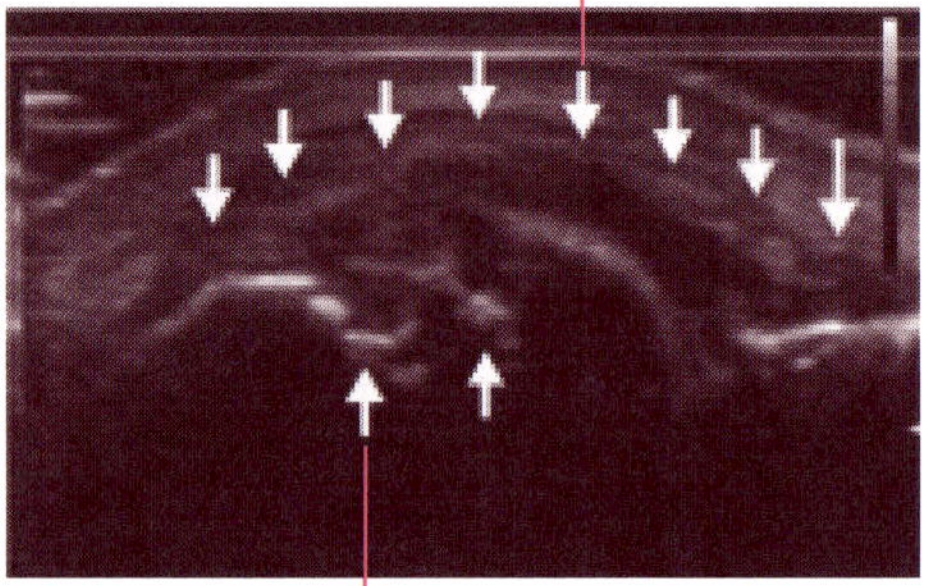
炎症により滑膜が厚くなっている
骨表面に細かな損傷（骨びらん）がある

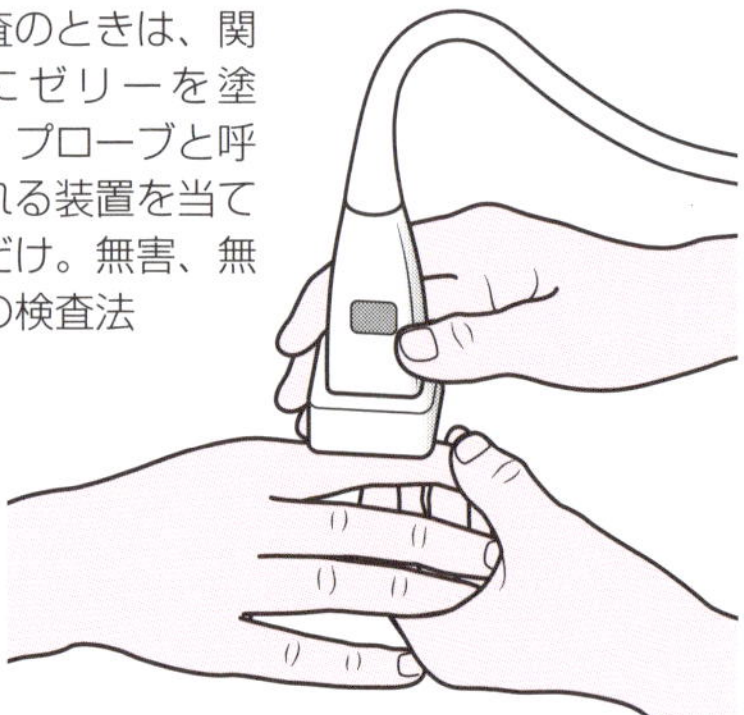

検査のときは、関節にゼリーを塗り、プローブと呼ばれる装置を当てるだけ。無害、無痛の検査法

（写真は東京女子医科大学膠原病リウマチセンター　ホームページより引用）

# 2
# 知っておきたい 関節リウマチのこと

ウイルスや細菌に感染したわけでもないのに、
関節内で炎症が続く関節リウマチ。
得体の知れない相手に向き合うのは不安なものですが、
関節リウマチの正体は、徐々に明らかになってきています。
積極的な治療に取り組むためにも、
関節リウマチのしくみや取るべき方策の基本を
しっかり理解しておきましょう。

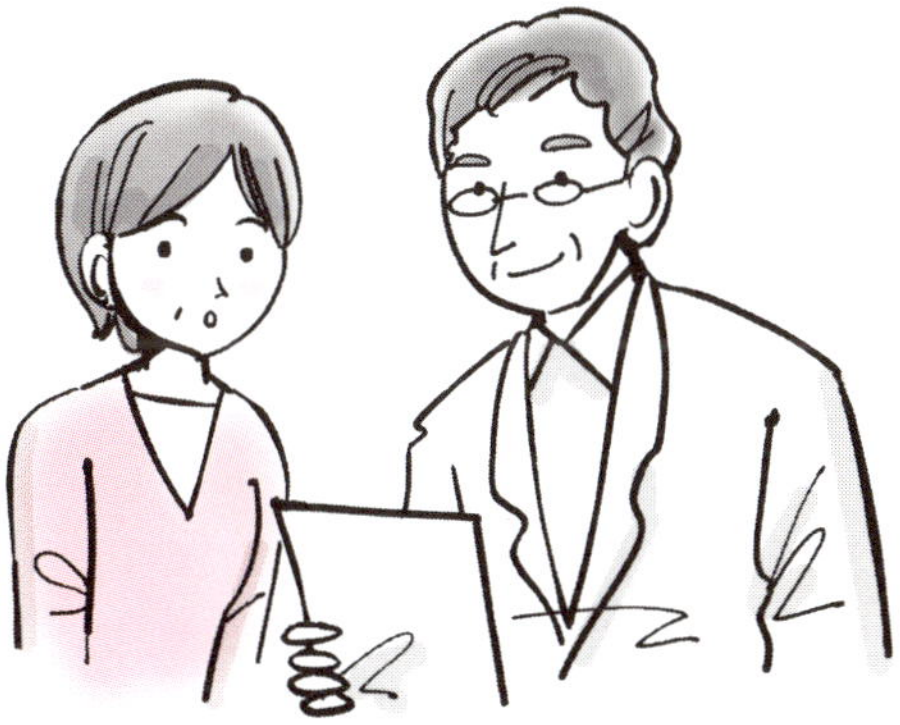

## 関節に起きていること

# 免疫の異常で炎症が止まりにくくなっている

本来、体を守るために働く免疫というしくみの誤作動が、不要な炎症を生じさせているのです。関節リウマチによる関節症状は、関節の滑膜に炎症が続くことによって生じます。

### 関節リウマチには2つの側面がある

関節リウマチは、リウマチ性疾患にも、自己免疫疾患にも含まれる病気です。

症状からみると
**リウマチ性疾患**

リウマチとは、関節の痛みがあちこちに移動する病気というのがもともとの意味で、広い意味では関節が痛む病気すべてを指します。ただし現在は、関節リウマチや各種の膠原病など、自己免疫がもとで起こる関節炎という意味で使うことが多くなっています。

炎症が続く原因は免疫の異常にある

原因からみると
**自己免疫疾患**

自分自身の組織に向けて免疫が働いてしまい、さまざまな症状を起こす病気をまとめて自己免疫疾患といいます。関節リウマチや各種の膠原病、甲状腺機能低下症、糖尿病の一部など、さまざまな病気が含まれます。

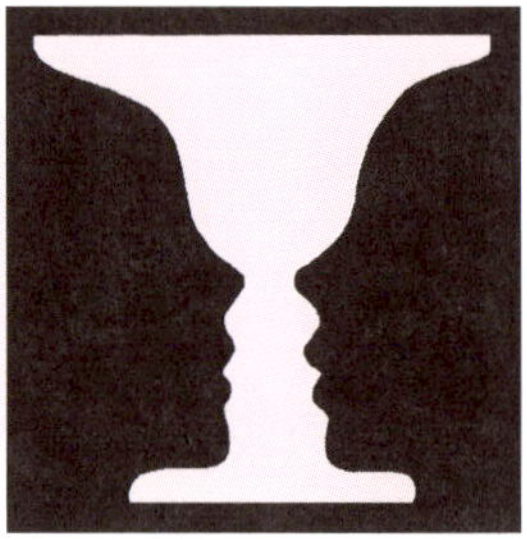

壺にも向き合う人の横顔にもみえる1枚の絵のように、関節リウマチは2つの側面をもつ1つの病気

### そもそもの原因は不明

免疫異常が生じる根本的な原因は明らかではないが、遺伝的な要因に、喫煙やウイルスや細菌の感染など、複数の要因が加わって発症すると考えられている

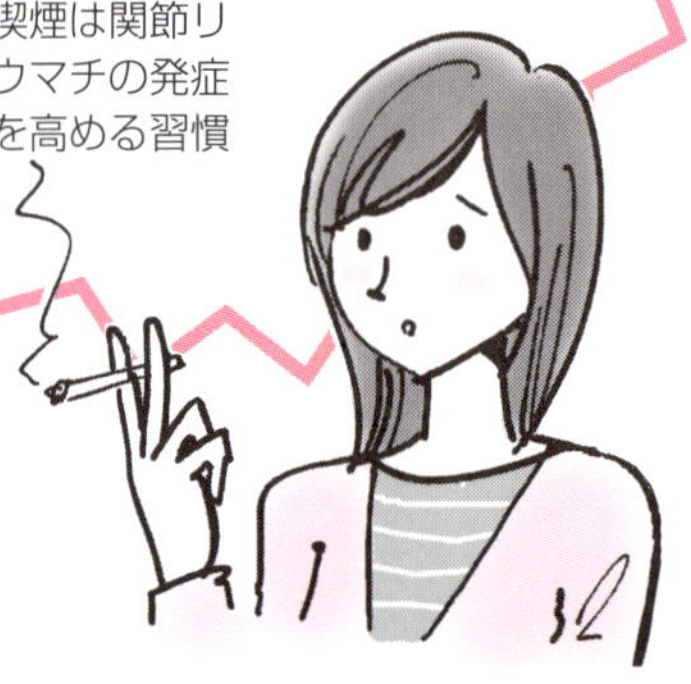

喫煙は関節リウマチの発症を高める習慣

### 滑膜組織を標的にした自己免疫疾患

自分の体の一部である滑膜の組織に向けて免疫が働き出す、自己免疫反応が起きることから、関節リウマチは発症します。

## 「敵」とまちがえて炎症が起こる

炎症は、体を守る免疫というしくみが働き出すことで生じます。免疫には各種の免疫細胞（白血球）や、いろいろな物質がかかわっています。

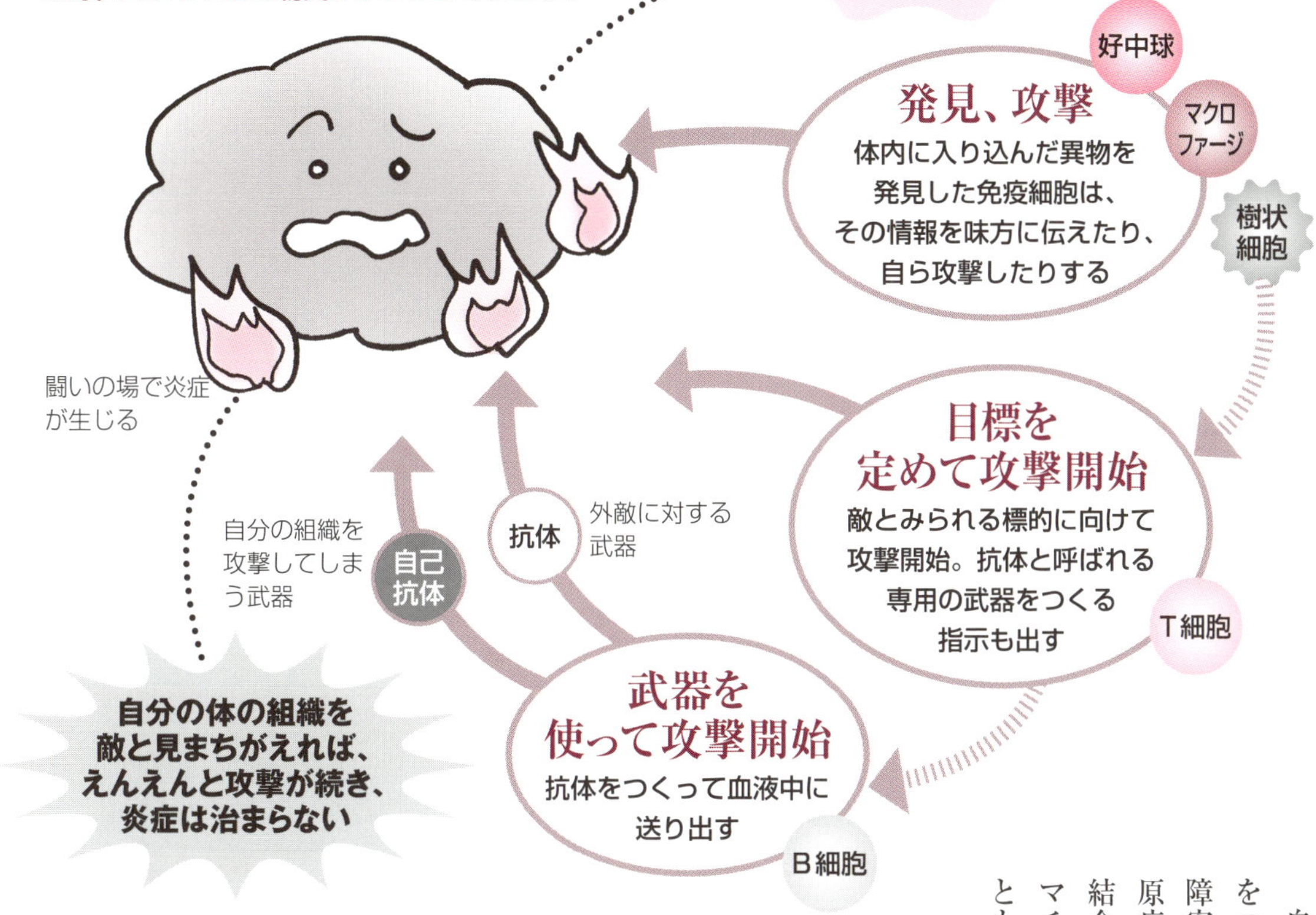
本当の敵なら
排除に成功。攻撃は止《や》み、
炎症は治まる


自己免疫によって、細胞と細胞をつなぎ合わせている結合組織に障害が起きる病気は、まとめて膠原病と呼ばれてきました。滑膜も結合組織の一種なので、関節リウマチは膠原病の仲間といわれることもあります。

▼関節リウマチでみられる主な自己抗体

| | |
|---|---|
| リウマチ因子 | 免疫グロブリンという抗体に対する自己抗体。関節リウマチだけでなく、ほかの病気でも陽性になることがある |
| 抗CCP抗体 | 滑膜にみられるタンパク質の一種に対する自己抗体。陽性の場合は、関節リウマチの可能性がかなり高い |

血液検査で「陽性」と出たら、自己抗体ができているということ。ただし、いずれの自己抗体も関節リウマチの患者さんすべてが陽性になるわけではなく、また陽性だから関節リウマチと即断できるわけでもない

# 昔とは大違い。進行は止められることが多い

関節リウマチが、「慢性関節リウマチ」と呼ばれていた頃は、治ることのない進行性の病気ととらえられてきました。けれど今は違います。多くの場合、進行は止められます。

## 進行性だが止められる

関節の滑膜に炎症が生じ、それがなかなか治まらない状態が続くと、滑膜ばかりか軟骨や骨などにも影響が現れます。

しかし、早い段階で滑膜の炎症を抑えることができれば、その流れは止められます。

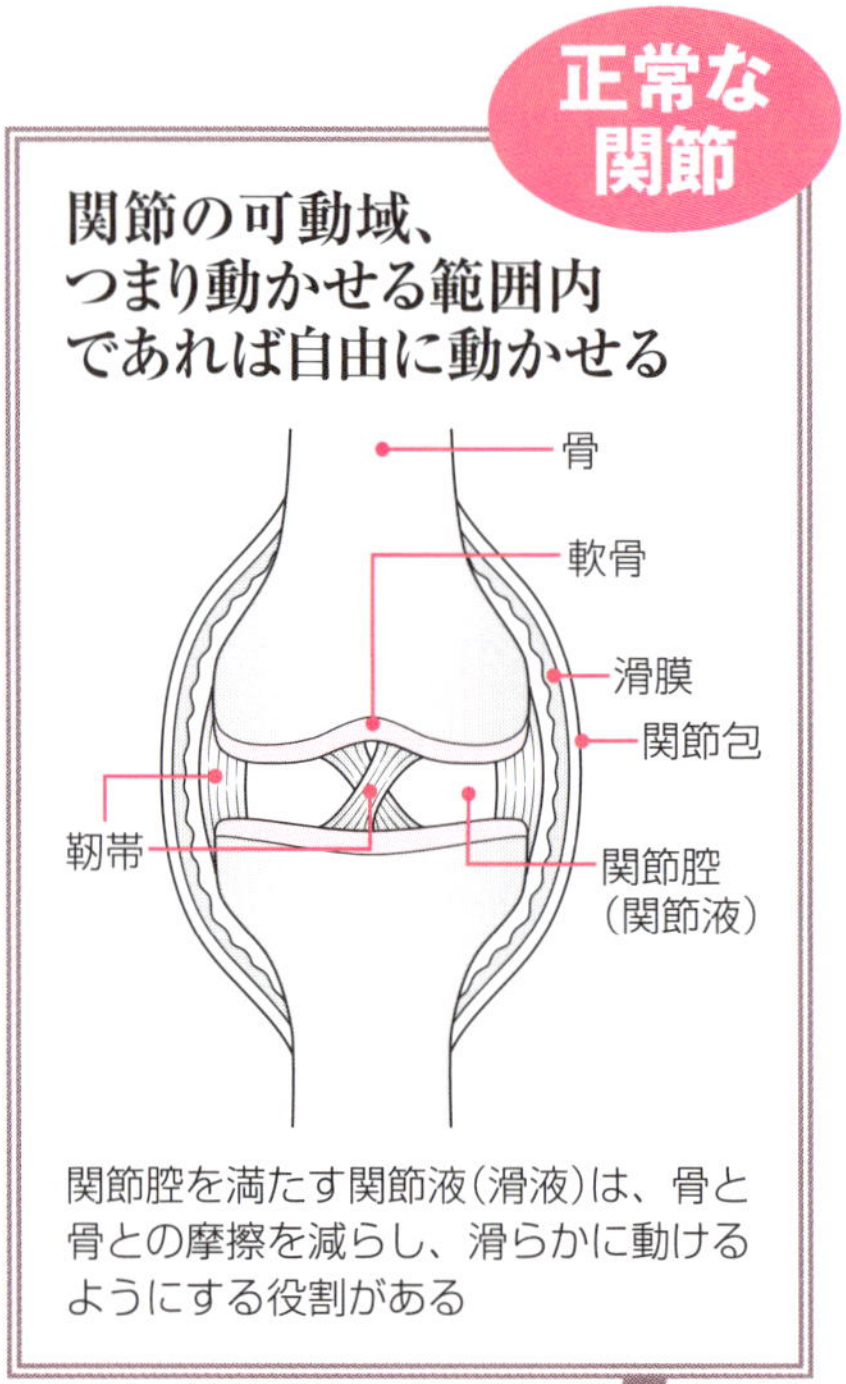
正常な関節
関節の可動域、
つまり動かせる範囲内
であれば自由に動かせる
骨
軟骨
滑膜
関節包
靭帯
関節腔
（関節液）
関節腔を満たす関節液（滑液）は、骨と骨との摩擦を減らし、滑らかに動けるようにする役割がある

早期に
治療を
開始

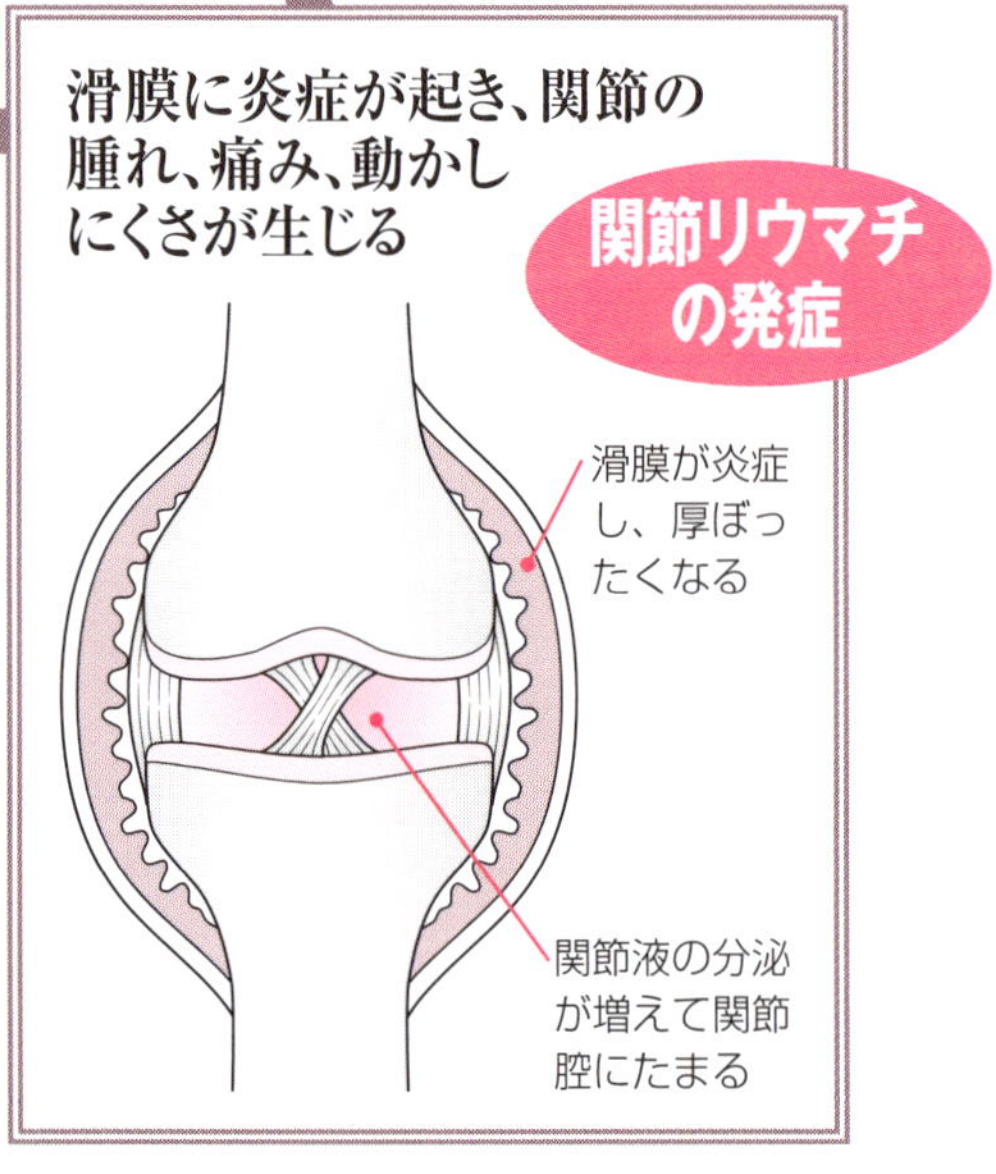
関節リウマチの発症
滑膜に炎症が起き、関節の
腫れ、痛み、動かし
にくさが生じる
滑膜が炎症
し、厚ぼっ
たくなる
関節液の分泌
が増えて関節
腔にたまる

**ほぼ正常な状態に戻る**

免疫の異常を薬で抑え、炎症を止める。炎症が止まれば関節症状は消え、正常な関節と変わらない状態を保てる

**適切な治療を続けて流れをストップ！**

免疫の異常そのものが改善しないかぎり、治療の中止で症状が悪化する危険性がある

**破壊が進んだ関節は薬で元には戻せない**

関節の破壊が進んだ場合には手術を検討する

**放っておけば進行することが多い**

**進行した関節リウマチ**

関節が変形したり動かなくなったりする

滑膜が異常に増殖し、軟骨や骨、靭帯など、関節の構造を破壊していく

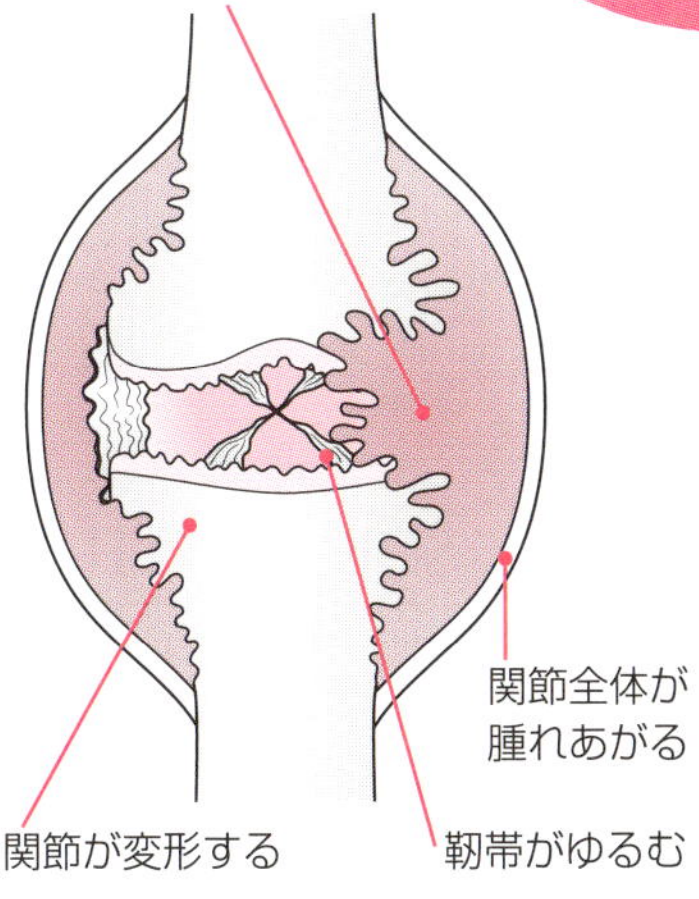
関節全体が腫れあがる
関節が変形する
靭帯がゆるむ

## 早期治療が関節をよい状態に保つ鍵

炎症が止まらず、腫れや痛みがひどい状態を放っておくと、いずれ関節は変形し、破壊されていきます。関節の障害が進むスピードや、広がる範囲は人によって異なりますが、有効な治療法がなかった頃は、こうした流れを止めることはむずかしいのが実情でした。

現在は、有効な薬がいくつも開発され、進行を止められるようになっています。ただし、関節をよい状態に保つには、早期治療がとても重要です。

病状のはかり方

# 重い／軽いは病気の勢いなどから判断する

同じ関節リウマチでも、人によって、あるいは時期によって症状の強さや進み方は違います。強い症状が続けば続くほど、関節の障害を進めてしまう危険性が高くなります。

## 関節以外に症状がある場合も重症と考える

関節リウマチの程度をはかるときには、病気の勢い、すなわち疾患活動性に着目します。

疾患活動性が高い状態が続けば、関節の障害も進みやすくなるため、病状は重いといえます。逆に疾患活動性が低ければ関節への影響は少なく、関節リウマチとしては軽い状態といえます。

また、まれに関節症状だけでなく血管の炎症などを伴うことがあります。血管炎による内臓病変などがあれば、関節症状にかかわらず重症と考えます。

### 病気の勢いは症状と連動する

関節リウマチを治療するうえで、疾患活動性という言葉を見聞きする機会があると思います。疾患活動性とは、平たくいえば病気の勢いのこと。病気の勢いが強いときには症状が強く、勢いが弱まれば症状も弱くなります。

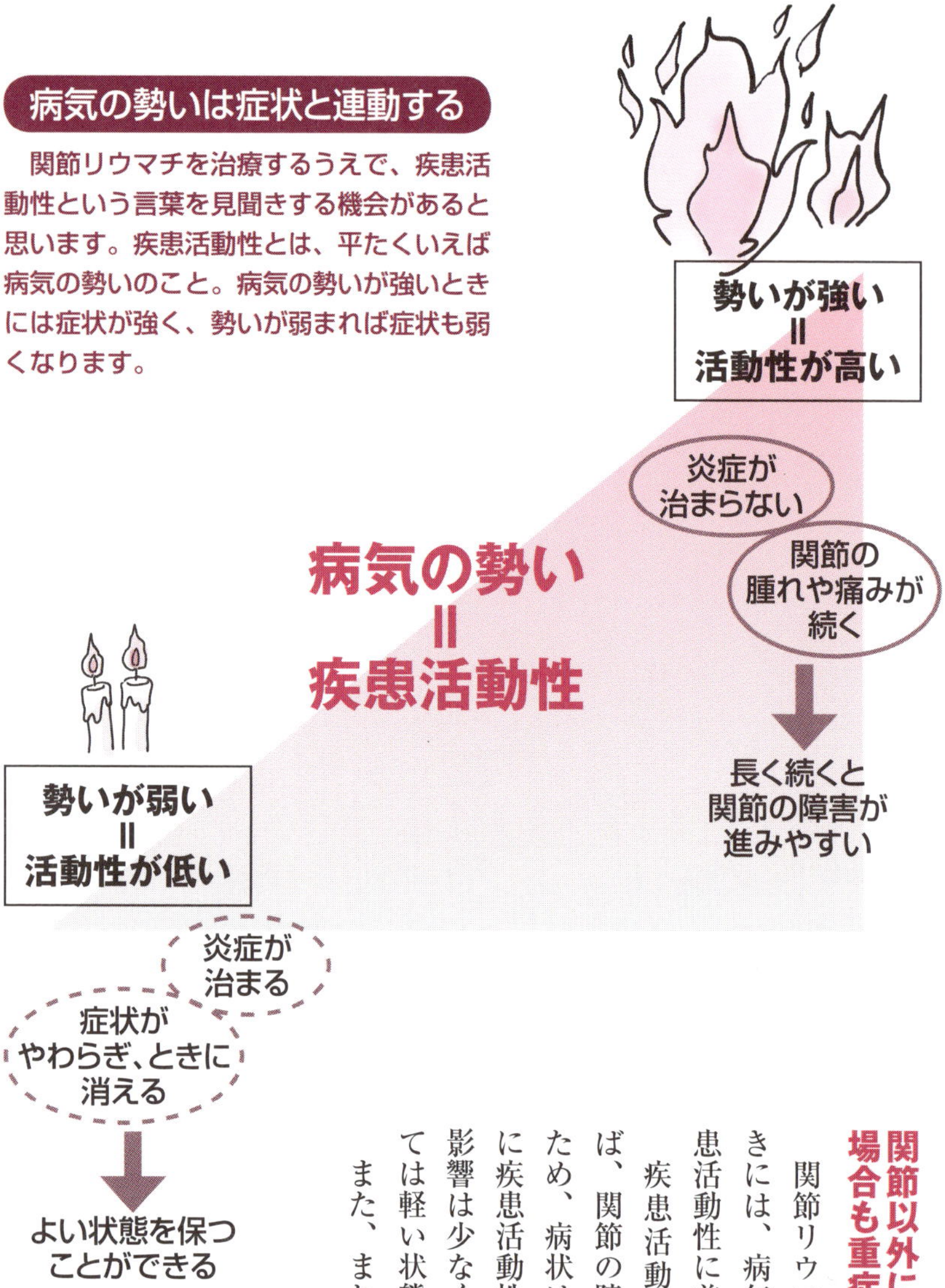

勢いが強い
＝
活動性が高い
炎症が治まらない
関節の腫れや痛みが続く
長く続くと関節の障害が進みやすい
病気の勢い
＝
疾患活動性
勢いが弱い
＝
活動性が低い
炎症が治まる
症状がやわらぎ、ときに消える
よい状態を保つことができる

## 病気の勢いを数値化する

病気の勢いをより客観的にはかるために、DAS28という指標が用いられています。痛む関節数、腫れている関節数、炎症を示す血液検査の数値、患者さん自身が感じている痛みの程度から算出する数値が、その時点でのDAS28です。

## DAS28 の算出のしかた

DAS28 の値が、5.1 以上なら高疾患活動性、3.2 ～ 5.1 なら中等度疾患活動性、3.2 未満は低疾患活動性とする

$$0.56\times\sqrt{\text{圧痛関節数}}+0.28\times\sqrt{\text{腫脹関節数}}+0.70\times\ln(\text{ESRまたはCRP})+0.014\times\text{患者VAS}$$

√は平方根、ln は自然対数。計算が複雑なため、主治医に算出してもらうか、関数電卓を使うとよい。インターネット上で利用できる自動計算ツールもある (http://www.das-score.nl/das28/)

### 炎症を示す血液検査の数値

赤血球沈降速度 (ESR)…□mm

あるいは CRP…□mg/dl

●採取した血液を置いておくと、赤血球が沈んでいく。炎症があると赤血球沈降速度（赤沈・血沈）は速まる傾向がある。

●CRPは炎症が起きている細胞から出てくるタンパク質の一種

### 痛みや腫れのある関節の数

圧痛関節数…□個

腫脹《しゅちょう》関節痛…□個

●右の図で示した28ヵ所の関節について、痛みがあるところ、腫れているところをそれぞれ数える。重なるところもあるので、最大各28個

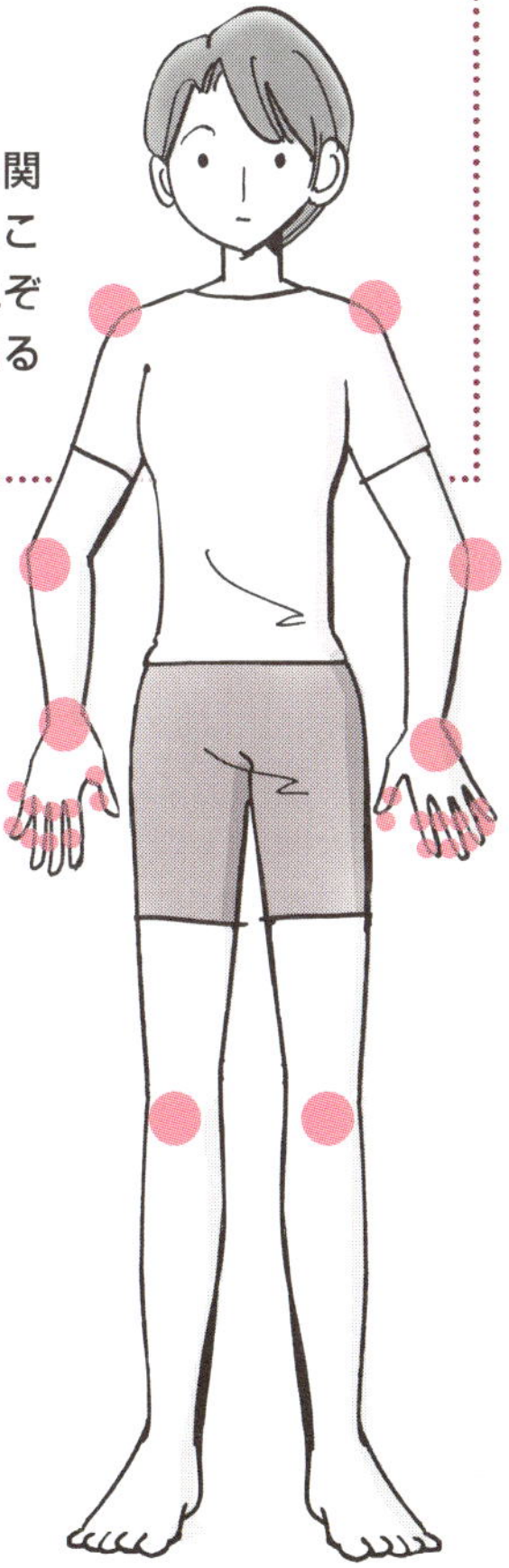

### 患者さん自身が感じている健康状態

患者VAS…□mm

最大 100mm のスケールを用いる。これまでの状態とくらべて、自分の感覚で示せばよい

非常によい ―――――――――― 非常に悪い

0 ―――――――――― 100

●体調が最悪なときの状態を100としたら、今の状態はどのあたりか患者さん自身が示す。0から患者さんが示す位置までの長さが患者VAS

### MMP-3の値も指標のひとつ

血液検査で調べる MMP-3（マトリックスメタロプロティナーゼ -3）の値も疾患活動性の指標になります。MMP-3 はタンパク分解酵素の一種。滑膜の炎症が強いと上昇します。数値の高い状態が長く続くと軟骨の破壊が進んでしまいます。

治療の目標

# 病気の勢いを止めて三つのゼロを目指す

関節リウマチは治療可能な病気です。しかし、「完治した」と判断するのはなかなかむずかしい病気でもあります。症状をなくし、進行を止めることが治療の目標になります。

## 完治はむずかしいが寛解達成は十分に可能

適切な治療によって関節リウマチの勢いを止めることができれば、症状は消え、関節の障害もそれ以上進みません。この状態を寛《かん》解《かい》といいます。

一方、完治という言葉は、悪化した状態が回復し、治療不要になったときに使います。関節リウマチの根本的な原因である自己免疫を完治させるのはむずかしく、治療を止めると症状が再び現れる可能性があります。ですので、たとえよい状態が続いていても「完治した」とはなかなか言いにくいのですが、寛解の達成は十分に可能です。

## 自覚症状だけで判断してはいけない

注意したいのは、治療の結果、自覚症状はほとんどなくなっても、実際には滑膜の炎症が続いている場合もあることです。

寛解といえるかどうかは、関節超音波検査や血液検査などの結果もみながら、総合的に判断することが必要です。

### 治療のゴールは3つの「ない」

関節リウマチの治療は、寛解の達成を目標に進められます。3つの面のどこにも病気の悪影響がみられなくなる状態を目指していきましょう。

**1 炎症が治まり、痛みがない**
**臨床的寛解**

自覚症状がなくなり、炎症反応を示すCRPの値にも異常はなく、関節超音波検査で確認した滑膜のようすにも異常がない状態

### ACR/EULARによる寛解基準

欧米のリウマチ学会では、以下の状態がすべて同時にあてはまれば寛解とみなすとしています。ただし、より正確な判断には画像検査や血液検査での確認も必要です。

- ●圧痛関節数…1つ以下
- ●腫脹関節数…1つ以下
- ●患者VAS…10mm以下

（薬の効果を確かめる臨床試験では、CRPが1mg/dl以下であることも必要）

## DAS28<3.2を目指して治療する

治療がうまく進み、疾患活動性が下がっているかどうかは、前項で示したDAS28の数値が参考になります。

▼DAS28の値*と身体機能障害の関係 ＊3年間の平均値

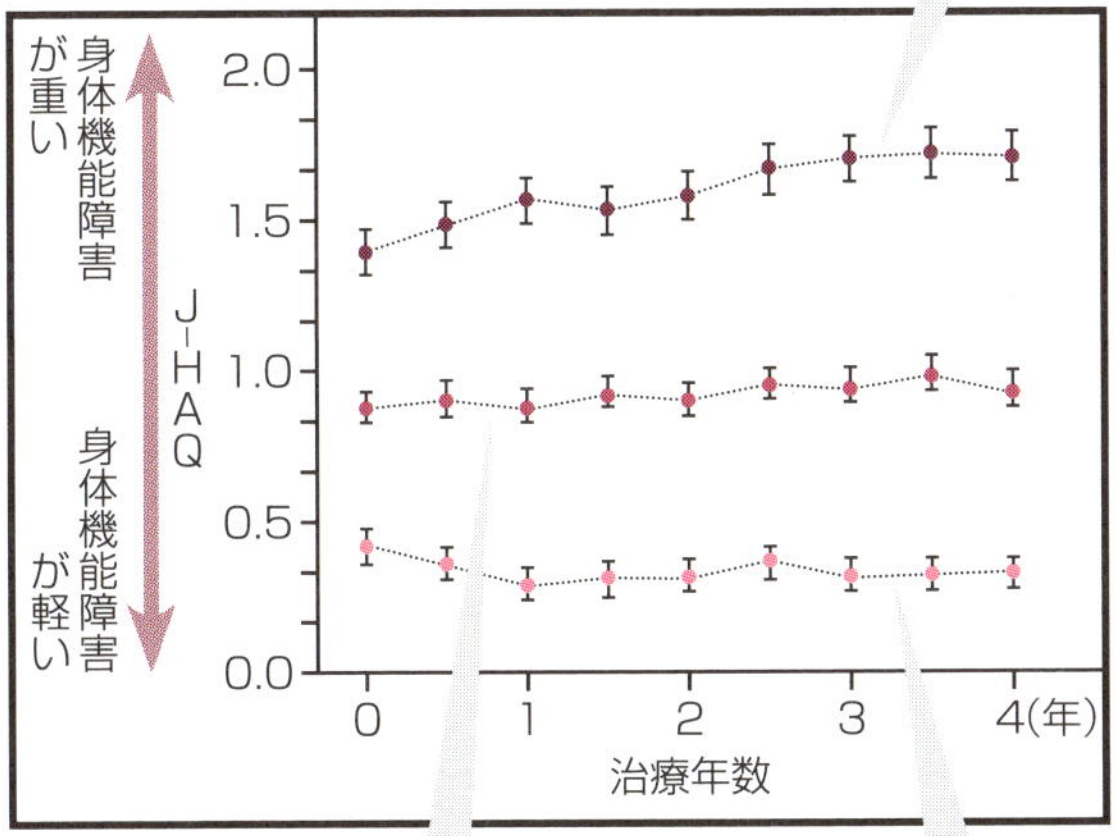


(IORRA 調査による)

●5.1を超えている場合
高疾患活動性……治療を続けても悪化しやすい

●3.2～5.1の場合
中等度疾患活動性……大きく悪化はしないが改善もしない

●3.2未満の場合
低疾患活動性……悪化しないばかりか改善する傾向もみられる

### 2 破壊が進行しない 構造的寛解

すでに生じている変化は除き、骨や軟骨、靭帯など、関節をつくる組織に新たな異常がみられない。画像検査で確認する

### 寛解

＝

病気の勢いが止まって症状がなくなり、進行が止まっている状態

### 3 日常生活に不便がない 機能的寛解

体が自由に動き、動きづらさがない。体の動きに制限がある状態は、身体機能障害といわれ、その程度は J-HAQ（→68ページ）などの指標を用いて確かめられる

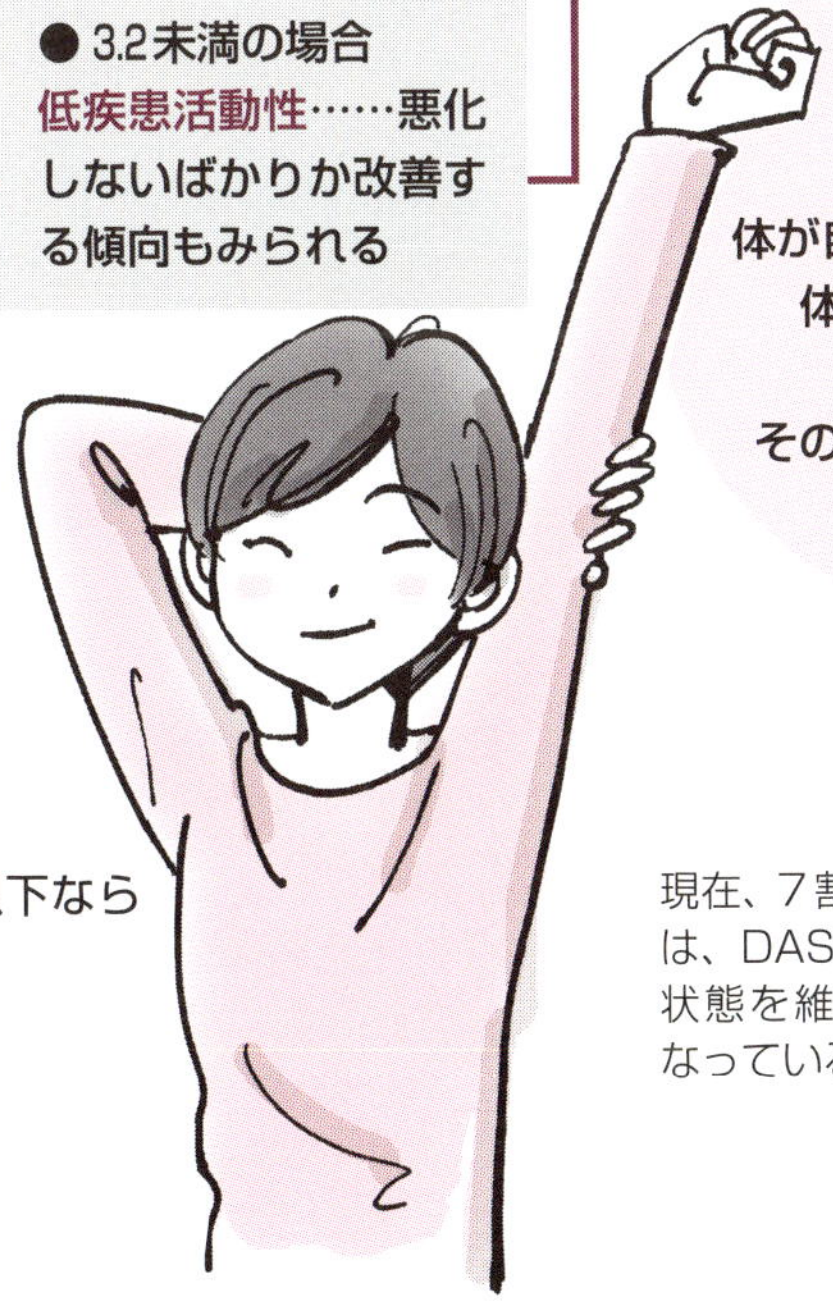

DAS28の値が2.6以下なら寛解といえる

現在、7割以上の患者さんは、DAS28が3.2未満の状態を維持できるようになっている（→34ページ）

治療の方針

# 診断がついたら積極的な治療を始める

関節リウマチによる関節の障害は、疾患活動性が高ければ発症直後から急激に進みます。だからこそ、なるべく早く診断を受け、診断直後から積極的に治療していくことが大切です。

## 進み方には個人差がある

関節リウマチの進み方には個人差があります。関節の破壊を防ぐためには、症状が強い人ほど早い段階で正しい診断を受け、できるだけ早く治療を開始することが重要です。

### ゆるやかに発症、ゆるやかに進むタイプ

関節リウマチかどうかはっきりせず、診断までに時間がかかる人の場合、疾患活動性は低めで、関節の破壊が急激に進むことはまずありません。しかし、放置しておけば徐々に進行していくおそれもあるので、診断がつきしだい治療を始めます。

### 初めから症状が強く、急激に進むタイプ

疾患活動性が高い人の場合、発症から間もない時期にいちばん勢いが強く、徐々に病勢が落ち着いていく傾向があります。関節の障害を防ぐためには、できるだけ早い段階で治療を始めることが重要です。

発症から２年以内に急速に関節破壊が進むといわれているが、とくに発症直後の１年間の変化はいちじるしい

**早期診断、早期治療が重要**

▼治療開始の時期による違い

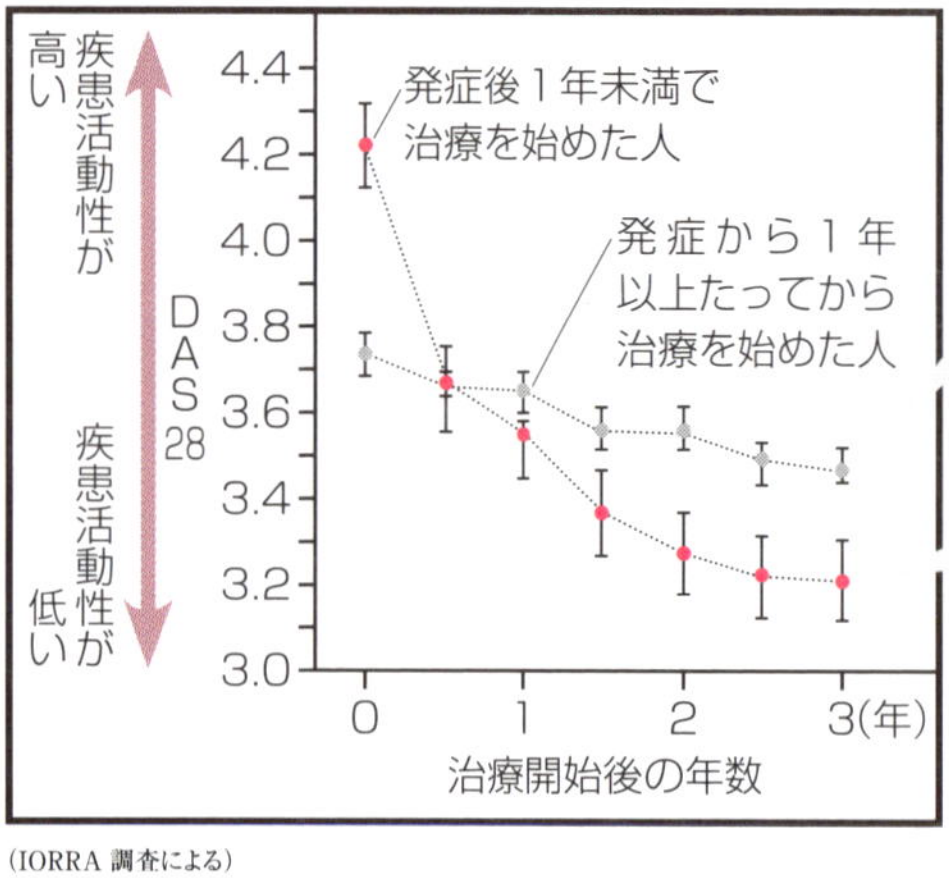


(IORRA 調査による)

発症から1年以上たってからでも活動性は下がるが、早期治療の場合にくらべて治療効果が出にくい

発症から1年未満で治療を始めれば、初めは活動性が高くても治療後1年で大きく低下する

## 治療法の中心は薬物療法

関節リウマチの活動性を抑えるには、治療薬が欠かせません。薬物療法を中心に治療を進めていきます。

### 薬物療法

近年、目覚ましい進歩を遂げている。主に、自己免疫反応を抑えることで炎症を止める薬が使われる（→３章）

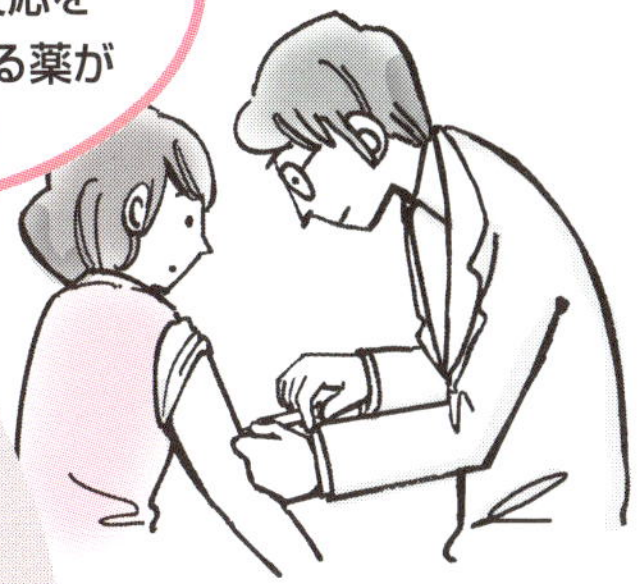

### リハビリテーション

生活の不自由さを解消するには、体操などで身体的な機能アップをはかることも大切（→４章）

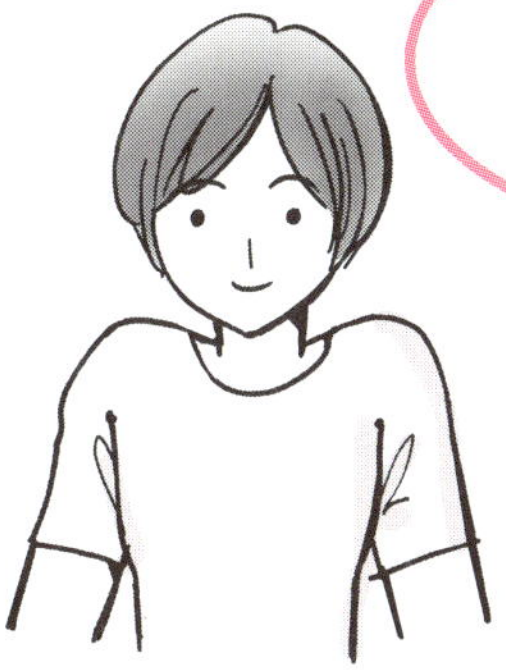

### 生活の工夫も重要

治療が長くなるにつれ、関節症状以外にも注意したいことが増えてくる。よりよく暮らすために工夫していこう（→５章）

必要に応じて

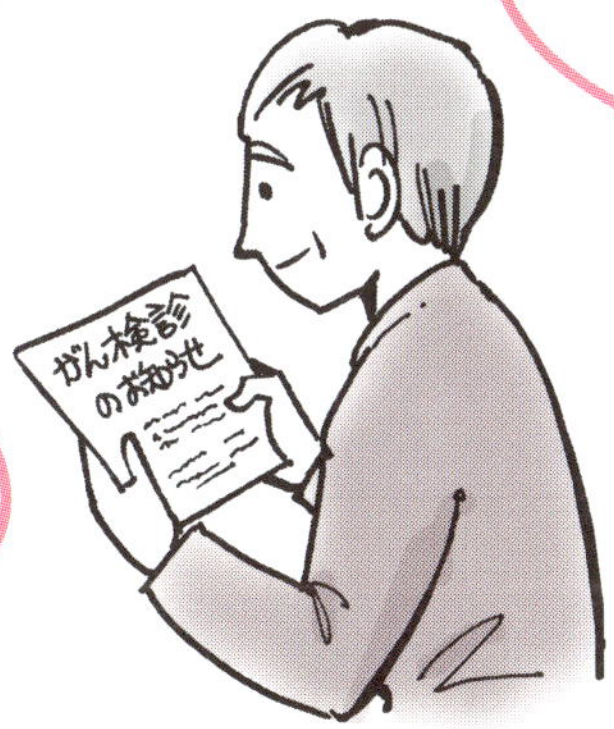


### 手術療法

関節の障害が進んできた場合には、手術を受けることで暮らしやすくなる（→56ページ）

## とくに早い段階から積極的に治療したほうがよい人もいる

関節リウマチとわかれば、できるだけ早く治療に取りかかります。とくに疾患活動性が高く、関節の破壊が進みやすい人は、ようすをみている暇はありません。

速いスピードで関節破壊が進む人には、いくつかの共通点がみられます。

いちばん注意したいのは、抗ＣＣＰ抗体（→25ページ）が陽性だった人です。

また、三〇代までに発症した女性も疾患活動性が高い傾向がみられます。若い年齢であればあるほど、関節障害が進んでしまった場合、生活に大きな影響がおよびます。早期診断、早期治療で寛解を目指しましょう。

COLUMN

# 世界が注目する大規模患者調査 IORRA（イオラ）

## 六〇〇〇人を対象に二〇〇〇年から継続中

関節リウマチの治療は、この二〇年ほどの間に大きく進化しました。次々に登場する新しい薬の有効性や安全性などについて詳しく知るための一助となってきたのが、IORRA*調査です。これは、東京女子医科大学膠原病リウマチ痛風センターが二〇〇〇年に始めた調査で、同センターに通う約六〇〇〇人の関節リウマチの患者さんを対象に、年二回、実施されています。治療内容や現在の症状、生活の状況などについて尋ねる調査票は、毎回三〇ページほどにも及びますが、患者さんからの回収率は九八％を誇ります。

関節リウマチの治療状況を示す大規模患者調査として世界的にも注目を集め、数々の研究に役立てられています。本書で紹介するデータの多くも、IORRA調査に基づいています。

▼関節リウマチの疾患活動性の変化

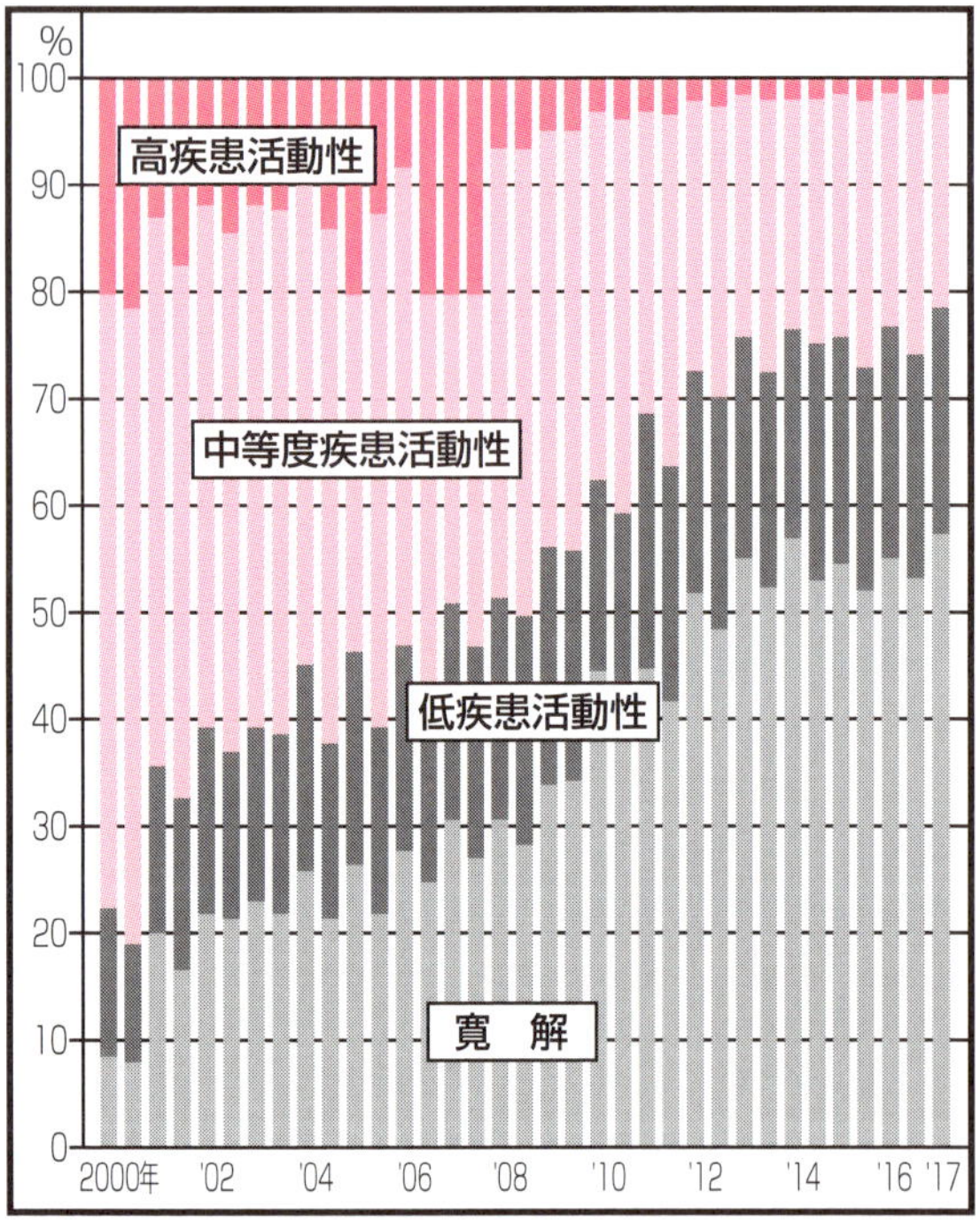


（IORRA による）

IORRA調査は、関節リウマチ治療の進化を映し出してきた。調査開始当初、寛解を達成できていた患者さんは10%にも満たなかったが、2017年では55%を超えている

＊Institute of Rheumatology, Rheumatoid Arthritisの略

# 3

# 薬と手術で 関節リウマチを治す

関節リウマチ治療を大きく進化させる立役者となっているのが、
抗リウマチ薬と、生物学的製剤といわれる新しい薬です。
炎症を止める力が強く、多くの患者さんの進行を
止められるようになってきています。
すでに関節の障害が生じている場合には、
手術療法で快適さを取り戻すこともできます。
前向きに、積極的に治療に取り組んでいきましょう。

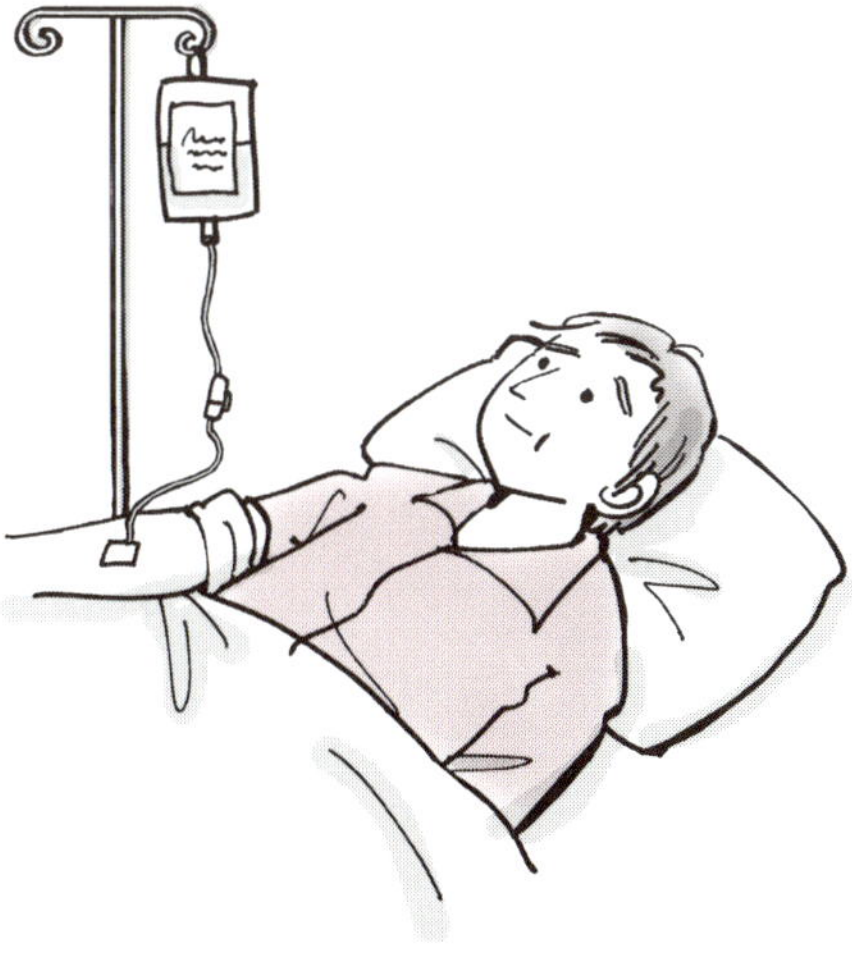

進化した薬物療法

# 治療薬は様変わり。炎症を効果的に止める

かつては、鎮痛薬やステロイド、抗リウマチ薬のなかでも効きめの弱いものしかなかった治療薬ですが、現在は、痛みのもとにある炎症そのものを効果的に止める薬が使えます。

## 「リウマチ」と治療薬の変化

関節リウマチに対する薬は、20世紀半ば以降、年々進化を遂げていきました。21世紀に入り、新たな薬の使用が本格的に始まったことで、治療効果は飛躍的に上がっています。

19世紀以前

原因を問わず「リウマチ」として受け止められてきたが、はるか昔から現在の関節リウマチにあたる病気は存在した

20世紀

1987年 アメリカリウマチ学会がリウマチ分類基準を発表

### 鎮痛薬
（非ステロイド性抗炎症薬:NSAIDs）

19世紀末に登場したアスピリンを皮切りに、数多くの非ステロイド性抗炎症薬が関節炎の治療に用いられてきた（→53ページ）

### ステロイド

抗炎症作用をもつステロイドホルモンを人工的に合成した薬。1950年代頃より、関節リウマチの特効薬とされてきた（→52ページ）

### 抗リウマチ薬

関節リウマチのもとにある免疫異常を改善する効果がある薬。20世紀初めから使用が始まった金製剤のほか、1970年代以降、多種類の抗リウマチ薬の開発が進み、海外では1989年にメトトレキサートが使えるようになった（→44ページ）

### 20世紀までの薬物療法

薬を使っていても、関節破壊が進むことはよくありました。鎮痛薬はあくまでも痛み止め。ステロイドを長く使えば、むしろ骨に悪影響を与えます。抗リウマチ薬も、高い効果をもつメトトレキサートが日本で使えるようになったのは1999年以降のことだったからです。

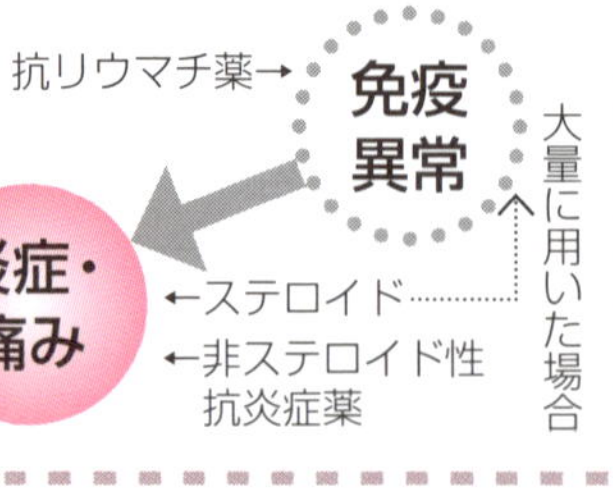

## 現在の薬物療法

21世紀に入り、日本でもメトトレキサートの使用が一般的になり、さらに数々の生物学的製剤も使えるようになったことで、関節リウマチを「もとから治す」ことが可能になってきました。

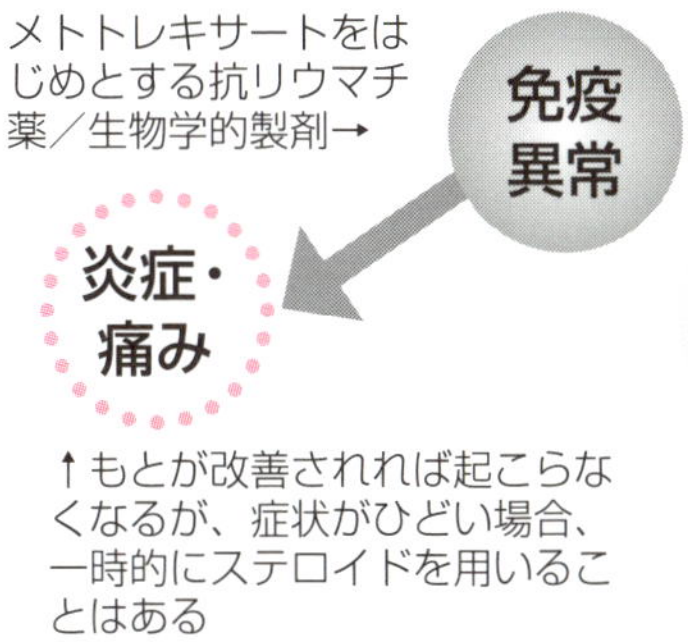

メトトレキサートをはじめとする抗リウマチ薬／生物学的製剤→
免疫異常
炎症・痛み
↑もとが改善されれば起こらなくなるが、症状がひどい場合、一時的にステロイドを用いることはある

### メトトレキサート
（リウマトレックス®など）

現在、関節リウマチに対する第一選択薬とされる抗リウマチ薬。免疫異常を抑え、炎症を止める効果にすぐれている（→44ページ）

### 生物学的製剤

バイオテクノロジー技術を駆使して開発された、新しい関節リウマチ治療薬。炎症にかかわる物質にねらいを定めて効果を発揮。効果的に炎症を止める（→48ページ）

2010年
欧米リウマチ学会によるリウマチ分類基準の改訂

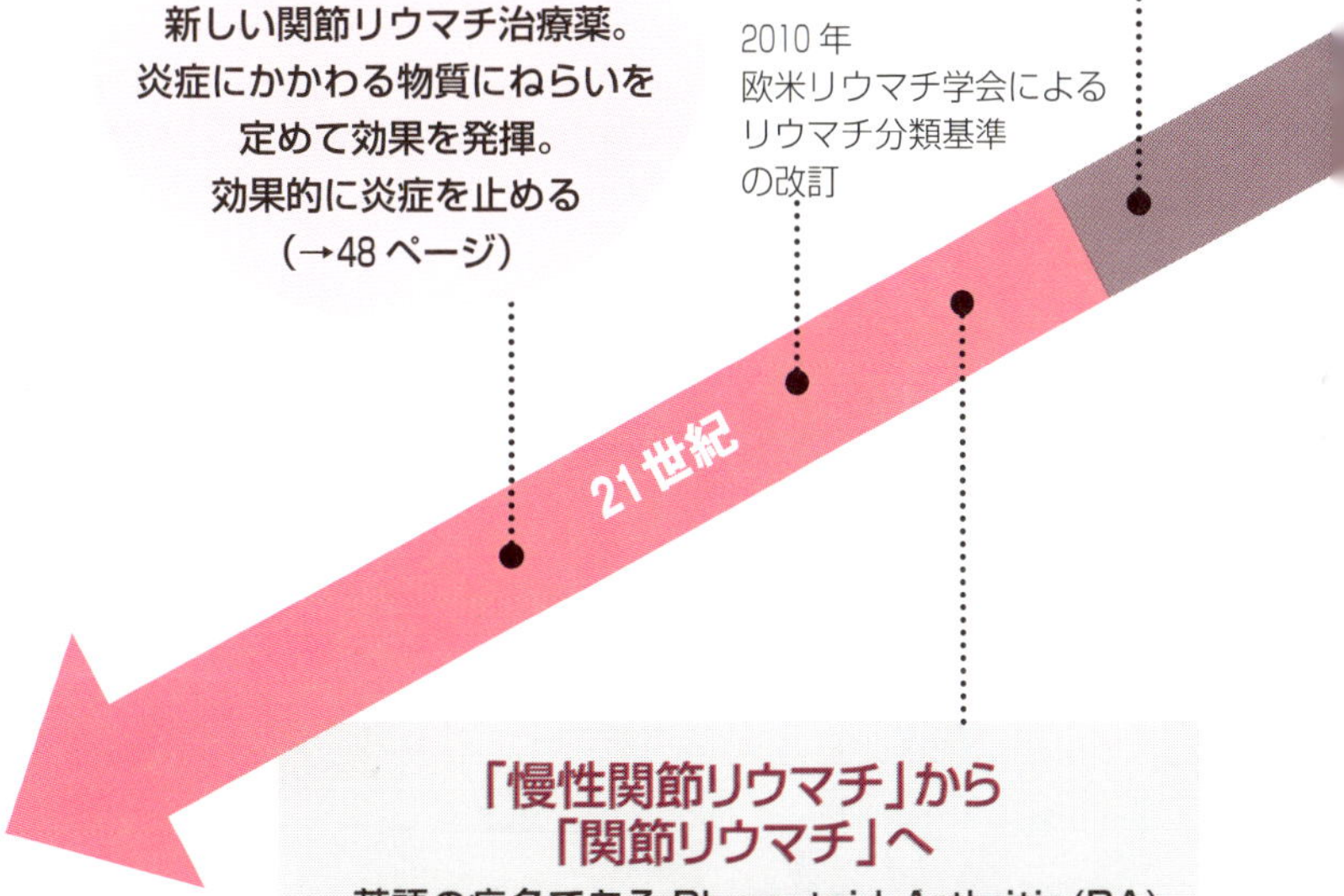

21世紀

## 症状のもとにある免疫異常を改善する

関節リウマチに対する薬物療法は、痛みをとることから始まりました。しかし、症状のもとにある免疫異常が改善しないかぎり、炎症は止まりません。痛みはやわらいでも炎症が続けば関節破壊は進みます。

現在は、炎症の原因となる免疫異常そのものを起こりにくくする薬があります。抗リウマチ薬、生物学的製剤といわれる薬です。これらの薬を中心に治療を進めることで、炎症は止まり、関節もよい状態のまま保てる可能性が高くなってきています。

### 「慢性関節リウマチ」から「関節リウマチ」へ

英語の病名であるRhumatoid Arthritis(RA)の訳語として、日本では「慢性関節リウマチ」という病名が使われてきました。しかし、もとの病名に「慢性」を意味する言葉はないこと、症状が慢性化するとはかぎらず誤解を与えやすいことなどから、2002年、日本リウマチ学会は病名変更を決定。以後、「関節リウマチ」と呼ばれることになりました。

薬物療法の進め方

# 効き方をみながら最適な薬を選ぶ

関節リウマチの治療に使われる薬はいくつもあります。まずどの薬を使うか、効果不十分な場合になにを使うかは、ヨーロッパリウマチ学会（EULAR）が推奨する方法が参考になります。

## 一～三ヵ月ごとに疾患活動性をチェック

薬物療法は、関節リウマチの診断がつきしだいすみやかに始めます。病気の勢いを弱め、寛解を達成できるように、治療を進めていきます。

治療薬の多くは、効果を発揮するまでにある程度の時間がかかります。効果の判定は一～三ヵ月ごとにみていくようにします。

## 「おすすめ」の進め方は3段階

ここ10年余りの間に、新たな薬が続々と登場しています。治療の進め方の目安となるのが、EULARが2010年に発表、2013年に改訂、2016年に再改訂された「生物学的製剤を含む抗リウマチ薬による治療推奨（改訂版）」です。

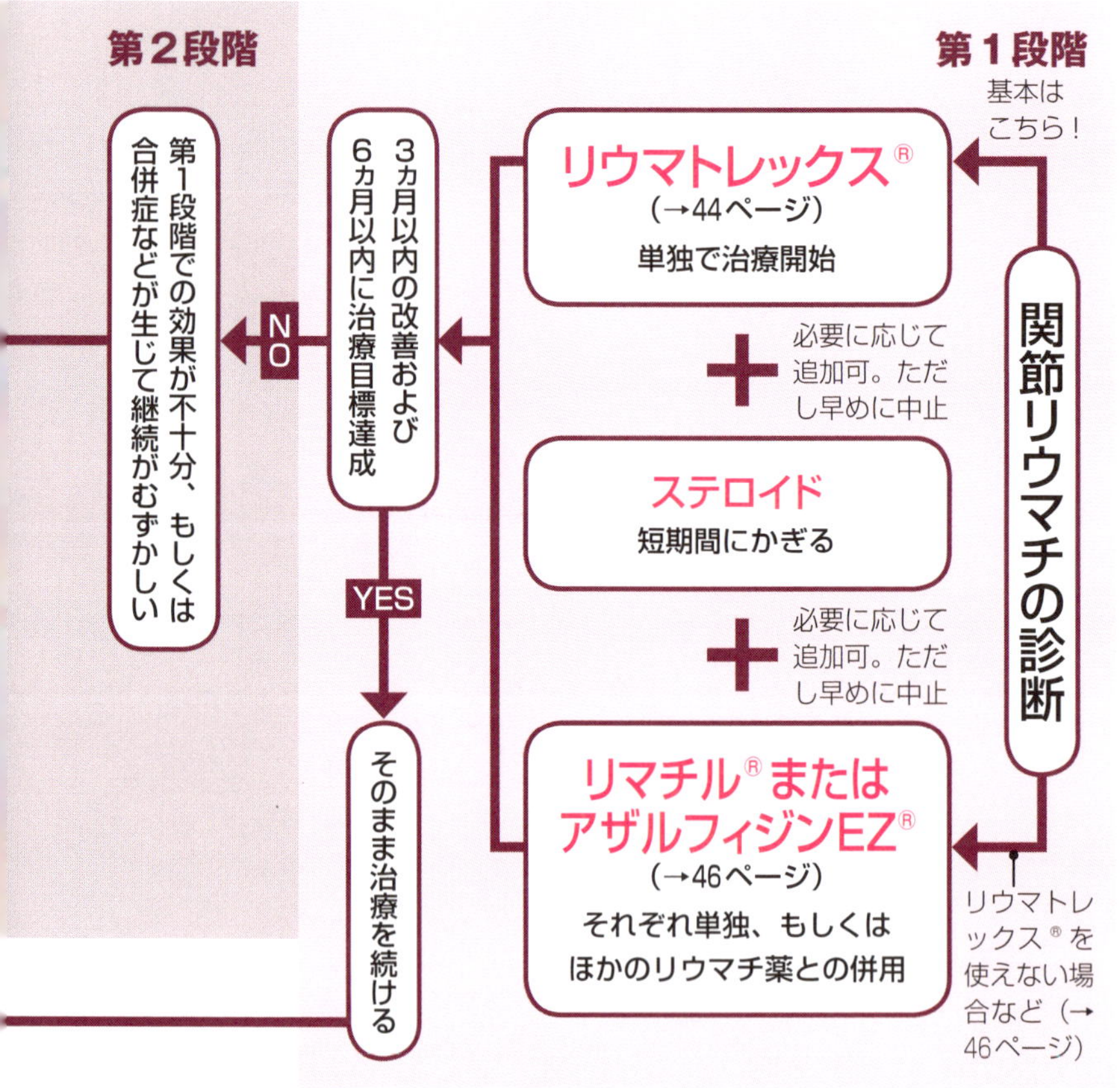


（RA診察ガイドラインJCR2014およびEULAR recommendation 2016による。製剤名の一部を改変）

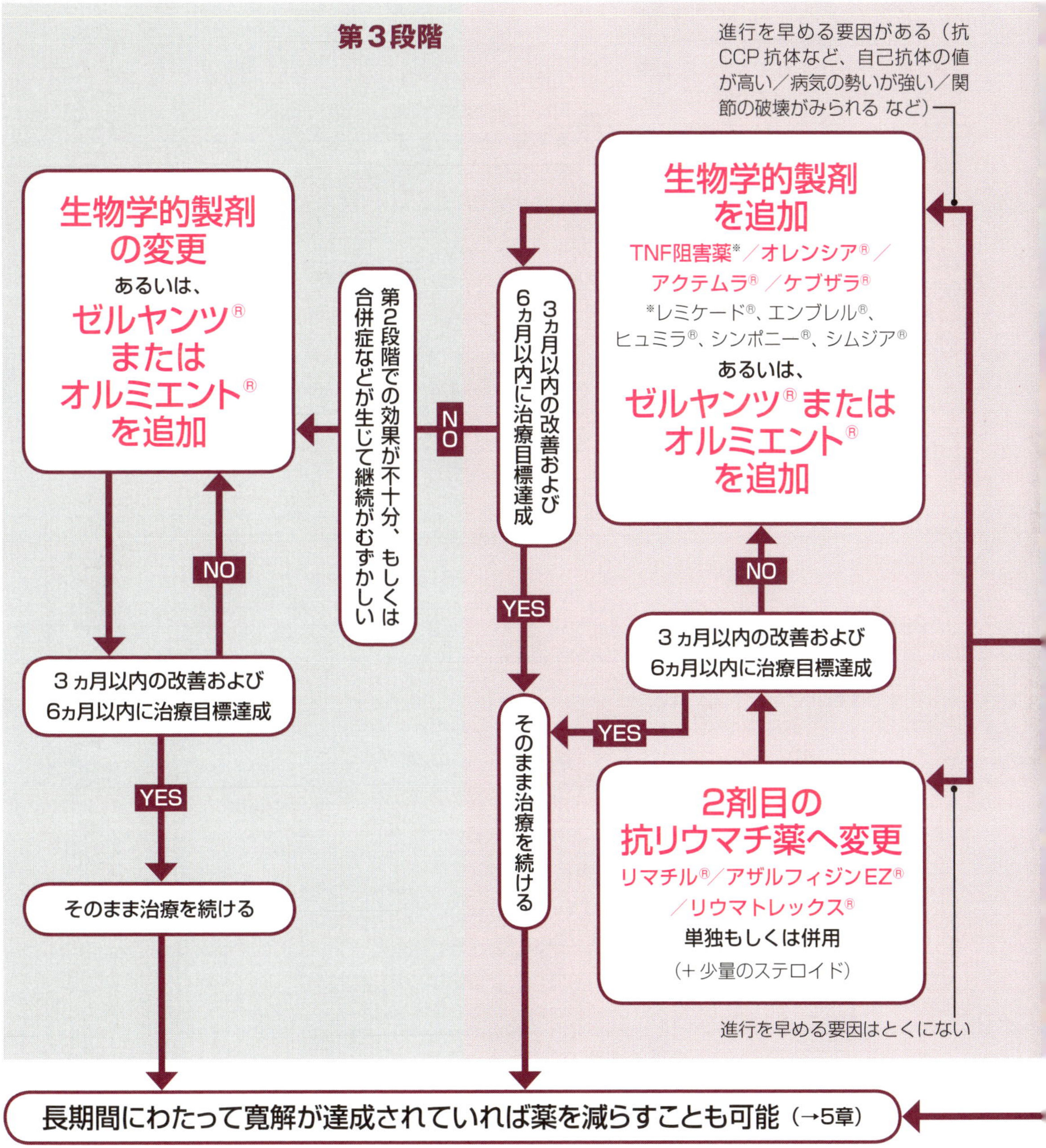
第3段階
進行を早める要因がある（抗CCP抗体など、自己抗体の値が高い／病気の勢いが強い／関節の破壊がみられる など）
生物学的製剤を追加
TNF阻害薬※／オレンシア®／アクテムラ®／ケブザラ®
※レミケード®、エンブレル®、ヒュミラ®、シンポニー®、シムジア®
あるいは、
ゼルヤンツ®または
オルミエント®
を追加
NO
3ヵ月以内の改善および6ヵ月以内に治療目標達成
YES
そのまま治療を続ける
2剤目の
抗リウマチ薬へ変更
リマチル®／アザルフィジンEZ®／リウマトレックス®
単独もしくは併用
（＋少量のステロイド）
進行を早める要因はとくにない
3ヵ月以内の改善および6ヵ月以内に治療目標達成
YES
NO
第2段階での効果が不十分、もしくは合併症などが生じて継続がむずかしい
生物学的製剤の変更
あるいは、
ゼルヤンツ®
または
オルミエント®
を追加
NO
3ヵ月以内の改善および6ヵ月以内に治療目標達成
YES
そのまま治療を続ける
長期間にわたって寛解が達成されていれば薬を減らすことも可能（→5章）

## 治療薬の副作用

# 免疫が働きにくくなるので感染症に注意

薬が及ぼす作用には、利用したいものだけでなくあってほしくないものもあります。いわゆる副作用です。関節リウマチの治療薬の場合、免疫の弱まりが問題になることがあります。

### 薬の作用の一面

現在、関節リウマチ治療に使用される薬の多くは、免疫を抑える働きがあります。それが治療につながる半面、異物を排除する本来の働きも低下してしまいます。

免疫抑制

→ 免疫異常が起こりにくくなる＝関節リウマチの改善

→ 体を守る免疫の働きも低下＝感染症にかかりやすくなる

帯状疱疹《たいじょうほうしん》が出やすくなることも（→95ページ）

### 副作用、合併症が大きすぎたら薬の変更も考える

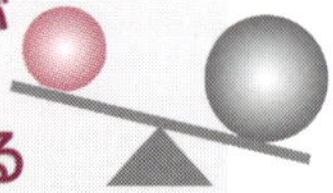

感染症へのかかりやすさは薬を使う以上、つねに注意が必要ですが、それ以外の副作用は必ず起こるわけではなく、対処可能なことも少なくありません。

得られる効果との比較で、軽いものならそのまま継続、重いものなら一時中止、あるいは別の薬に変更するなど、適切に対処していきます。

### 治療効果をもたらす裏の面

薬物療法を進めるうえでは、薬を使用することで生じる治療効果以外の面にも注意していく必要があります。

### それぞれの薬がもつ望ましくない作用

免疫異常を抑えるだけでなく、ほかにも薬の影響が及んでしまうことがあります。薬の種類によって出やすい副作用は異なります。

- かゆみ
- 肝機能の低下
- 胃腸障害
- 薬剤性の肺炎
- 腎機能の低下
- 骨髄抑制*

＊免疫にかかわる細胞（白血球）は、赤血球や血小板など、ほかの血液成分とともに骨髄でつくられる。骨髄の働きが抑えられすぎた結果、血液成分が足りなくなる危険な状態

### あやしいときはすぐに受診

薬物療法を続ける間は定期的に通院します。自覚しにくい副作用、合併症は医療機関でチェックしていくので、あまり心配することはありません。

注意したいのは、ウイルスや細菌などの病原体によって引き起こ

## 感染症防止の心がけ

治療に欠かせない抗リウマチ薬や生物学的製剤を使っている間は、感染症への十分な注意が必要です。「ちょっとした風邪」と思っていても重症化し、肺炎を起こすこともあります（→88ページ）。

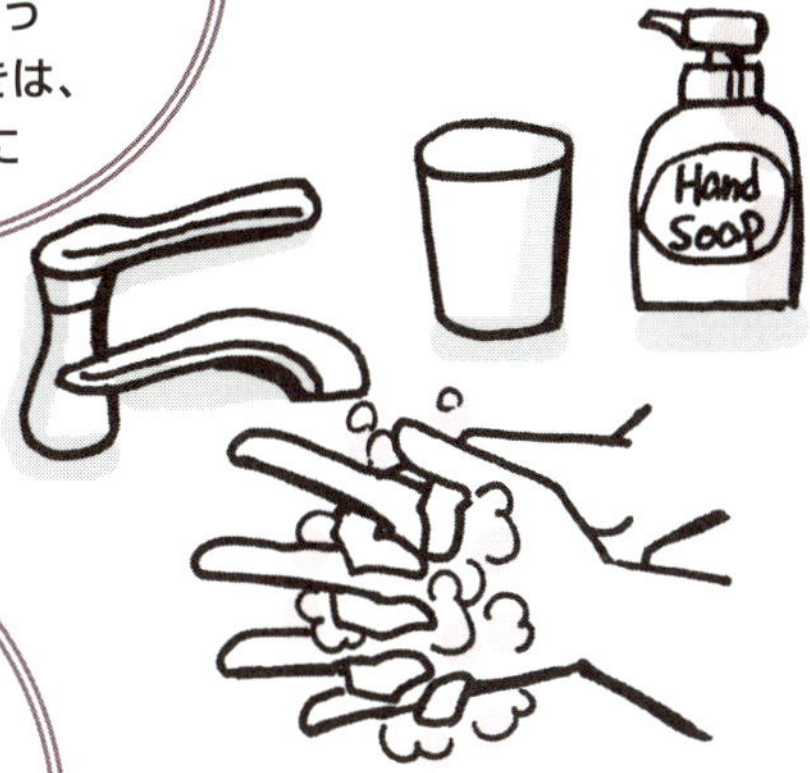


手首や指の間まで念入りに

### 手洗い、うがい

●感染症予防の基本は手洗い。帰宅してすぐ、食事の前など、しっかり手を洗おう
●外から帰ったときは、うがいも忘れずに

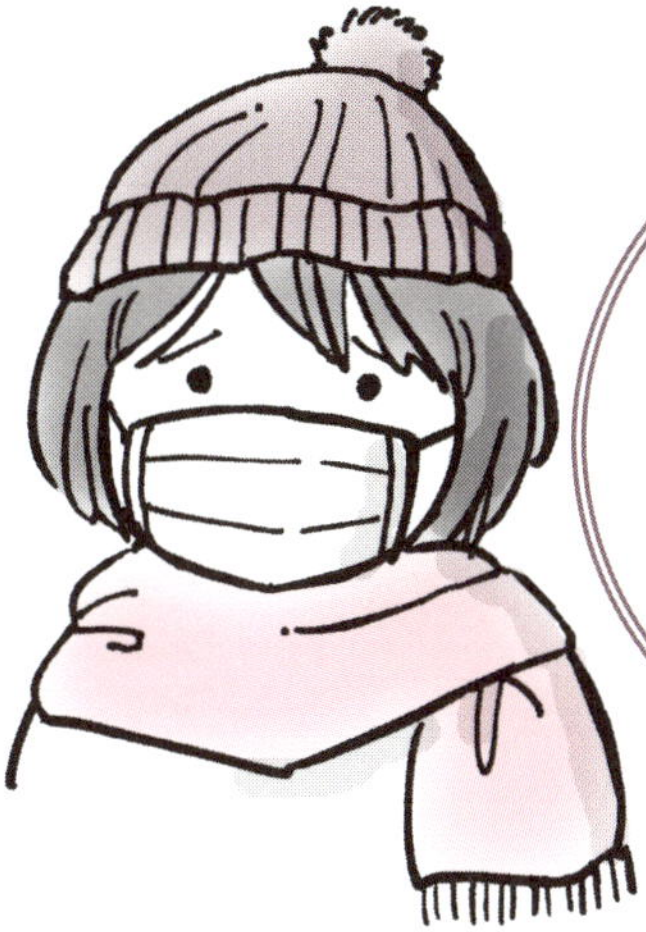

冬の外出時は、マスク、マフラー、帽子などを使うと保温性が増す

### マスク着用、防寒対策

●人の多いところに出かけるときは、マスクをつけていこう。のどの乾燥も防げる
●寒さや湿気は関節症状を強めることもある。冬場はしっかり防寒対策を

### 疲れをためない

●寝不足、栄養不足は免疫の働きを低下させる一因（→86ページ）

### 予防接種

●インフルエンザは、予防接種をした人の割合が増えれば増えるほど感染率が下がる。患者さんだけでなく家族全員が予防接種を受けておく
●高齢の患者さんは、肺炎を引き起こす原因菌のひとつである肺炎球菌に対する予防接種も受けておこう

される感染症です。風邪やインフルエンザ、感染性の胃腸炎、尿路感染症など、感染症にはさまざまなものがあります。いつもと違うようすがみられたら、「診察日が近いから」などとやり過ごそうとせず、すぐに受診しましょう。

　関節リウマチ治療の主治医に診てもらうのがベストです。近くの医療機関にかかる場合には、関節リウマチであること、どんな薬を使っているかをきちんと伝えましょう。

# お金の負担は長い目でみることも必要

関節リウマチの治療は、短期間で終わるわけではありません。薬物療法を進めていくうえでは、薬代を含めた経済的な負担についても考えておく必要があります。

## 将来的なことも考えながら決める

病気の治療にはお金がかかります。とくに薬代は、月数万円の自己負担になることもあります。一方で、十分な治療を受けられず、介護なしに生活することが困難な状態になった場合、より多くの負担を強いられることもあります。

どのような選択がベストか一律には論じられません。将来的なことも考えたうえで、主治医とよく相談しながら治療内容を決めていきましょう。

### 薬を選ぶときのポイント

どの薬を使えばよいかは、病状だけでなく、患者さんの経済状況などによっても変わってきます。医師に希望を伝えておくとよいでしょう。

**治療効果の見込みは？**
大きな問題なく、高い治療効果を得られる見込みが高いものがベスト

**投与方法は？**
抗リウマチ薬のほとんどは内服薬。生物学的製剤は注射や点滴での投与になる

**薬代は？**
生物学的製剤は効果が高いが値段も高い。保険適用はあるが、もとの値段が高ければ自己負担分も高くなる

薬代はかかっても、病状が大きく改善すれば総合的な費用負担は減らせる可能性がある

### 生物学的製剤を使うかどうかで薬代は大きく変わる

▼関節リウマチ患者さん１人が１年間に支払う直接医療費

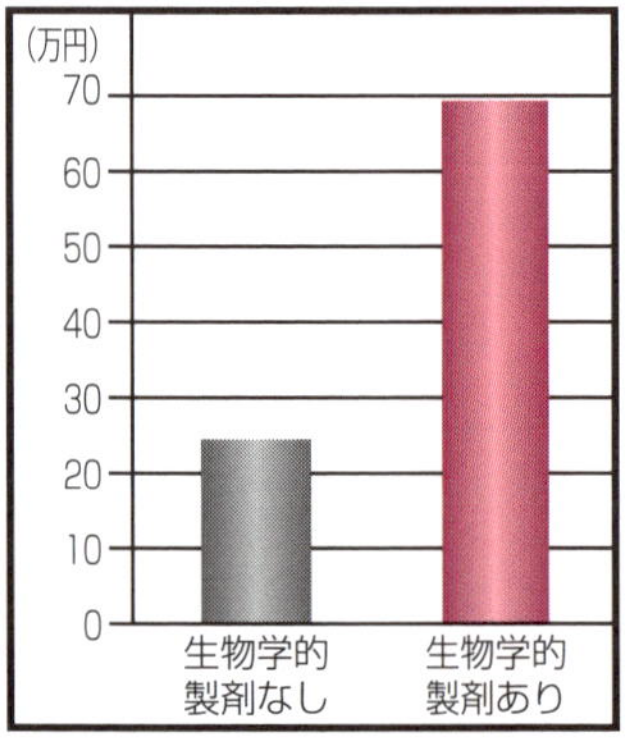

## 改善するほど費用負担は減る

治療にかかるお金は、薬代ばかりではありません。しっかり治療し、関節障害を進めないことが家計の負担を減らし、社会全体のコストを下げることにもつながります。

▼関節リウマチの医療費の内訳

**直接費用**

- 直接医療費：診断や治療にかかる費用
  - ■外来医療費（診察代、検査代、薬代など）
  - ■入院医療費（入院代・手術代・食事代など）
  - ■代替医療費（健康食品・民間薬・鍼灸《しんきゅう》など）
- 直接非医療費：通院のための交通費、装具・介護にかかる費用など

**間接費用** 患者さん本人や介護する人が、仕事を減らしたり、やめたりすること、家事ができないことで生じる社会的な損失

## 症状の軽い人ほど費用負担は少ない

下のグラフは直接医療費の１年間の平均です（自己負担分）。疾患活動性が下がるほど、体が思うように動かないことで生じる日常生活の不自由さが少ないほど、負担は少なくなっています。

▼関節リウマチの活動性と医療費

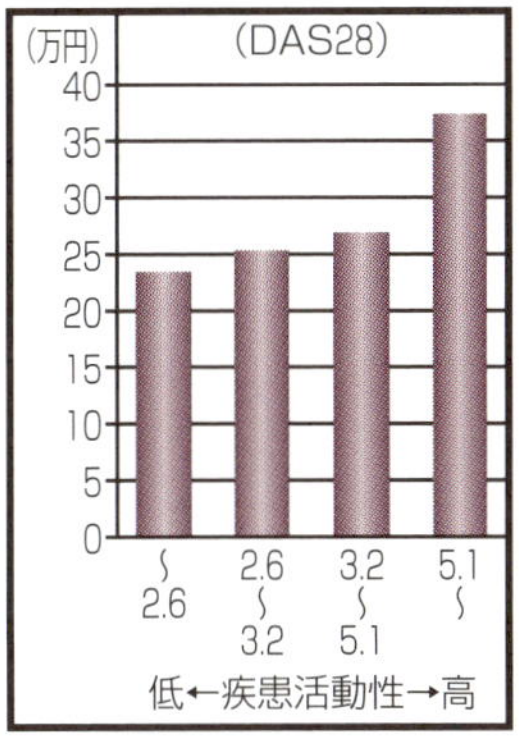


▼身体機能障害の程度と医療費

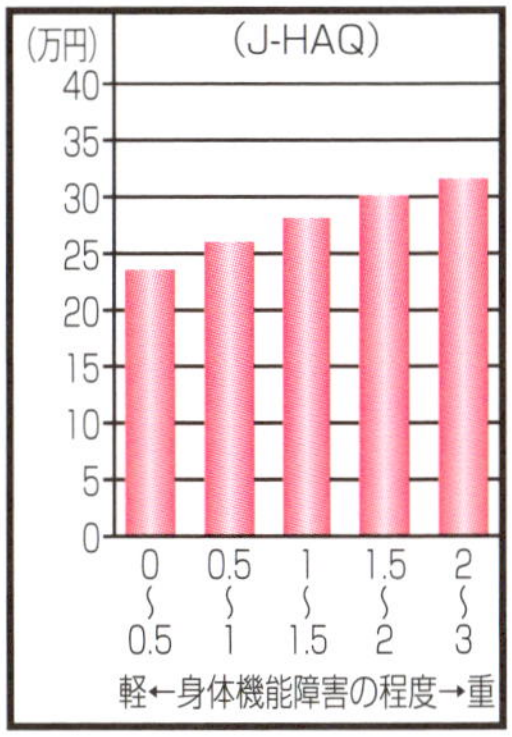


## 生活の質が悪化するほど影響は大きい

生活の質の低下は、間接費用を大きく増す傾向があります。症状を改善し、患者さんがいきいきと暮らせるようにすることが、社会的な負担を減らします。

▼患者さんの生活の質と医療費

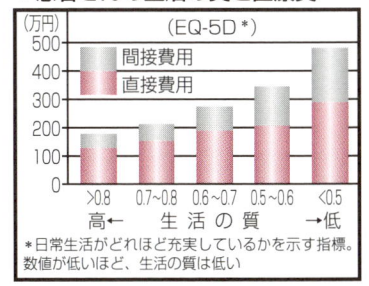

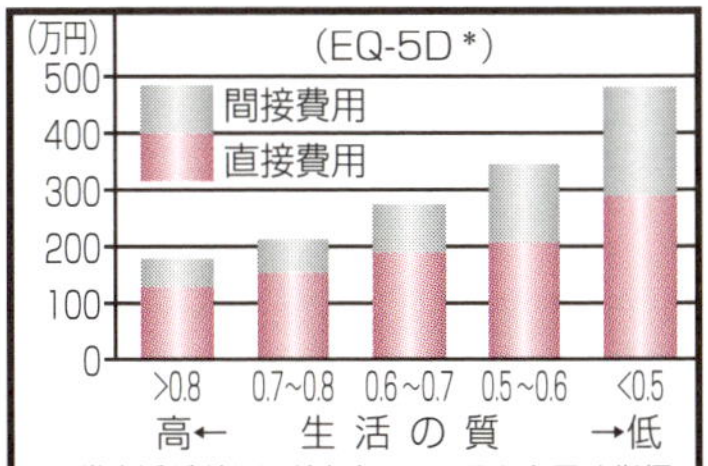


＊日常生活がどれほど充実しているかを示す指標。数値が低いほど、生活の質は低い

（グラフはすべてIORRA調査による）

### 公的制度の利用で負担を減らす

健康保険が適用される外来・入院費用については、高額療養費制度が利用できる場合があります。年齢や所得によって定められた自己負担額の上限を超えた場合、加入している健康保険組合や市区町村の担当窓口に申請すれば、超過分の払い戻しを受けられます。あらかじめ申請しておけば、超過分を支払わずに済ませることも可能です。

関節障害が進み、介護が必要な状態になった場合には、四〇歳以上であれば介護保険の利用も可能です。

抗リウマチ薬

# 八割以上の患者さんが使うリウマチの特効薬

関節リウマチ治療の中心的な存在は、メトトレキサート（リウマトレックス®）をはじめとする抗リウマチ薬です。過剰な免疫の働きを抑制し、自己免疫による炎症を抑えます。

▼各種の治療薬の服用率

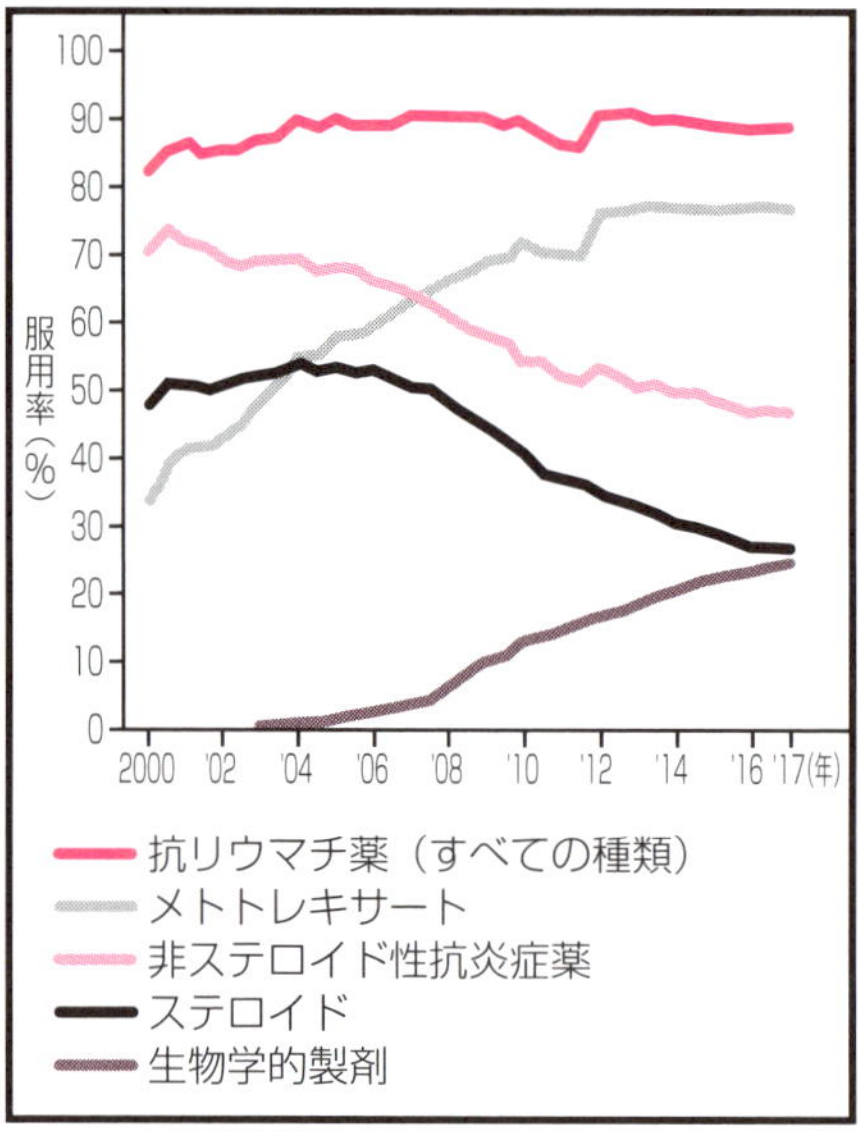


## 十分な量を使って効果アップ

メトトレキサートの服用量が増えるにつれ、疾患活動性を低く保てる人が増えています。日本では当初週8mgが上限とされていましたが、現在は週16mgまで使えます。

▼メトトレキサートの服用量と疾患活動性の変化

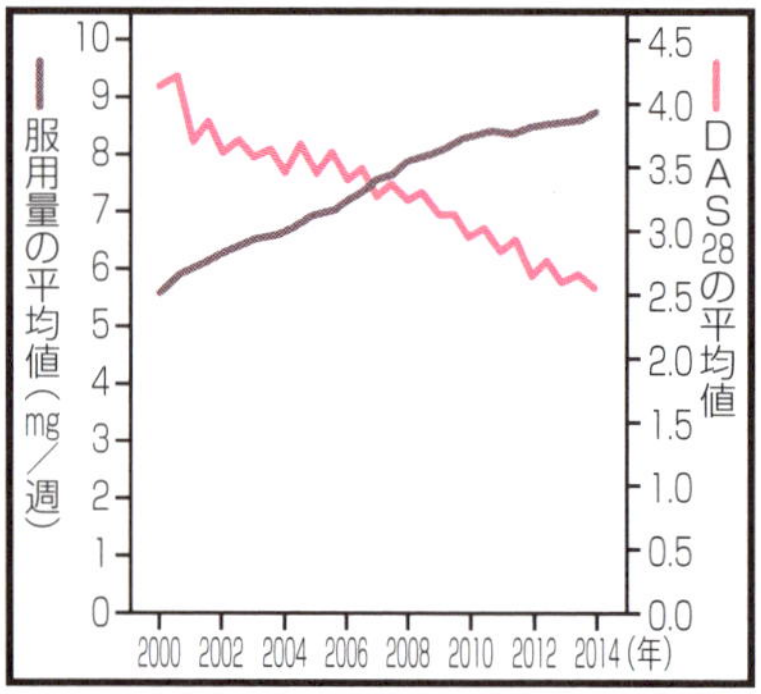


（グラフはすべてIORRA調査による）

## 第一選択薬はメトトレキサート

メトトレキサート（リウマトレックス®）は、関節リウマチと診断された人がまず用いるべき第一選択薬。日本でも年々使用者が増え、現在は約8割の患者さんが使っています。

1週間のうち1～2日間、2～3回に分けて服用します。曜日を決めて飲み忘れないようにしましょう。

メトトレキサートには、リウマトレックス®のほか、メトレート®、トレキサメット® など複数のジェネリック医薬品がある。新薬の特許が切れたあとにさまざまな会社から出される同じ成分の薬で、比較的安価だが製造過程などは異なることもある

## 長く使っても安心。薬物療法の中心的存在

抗リウマチ薬には多くの種類がありますが、なかでもメトトレキサートは治療効果が高く、長期にわたって安定した有効性を発揮する薬です。副作用のコントロール

## メトトレキサートが効くしくみ

ビタミンの一種である葉酸の働きを阻害する働きが、炎症の抑制につながります。

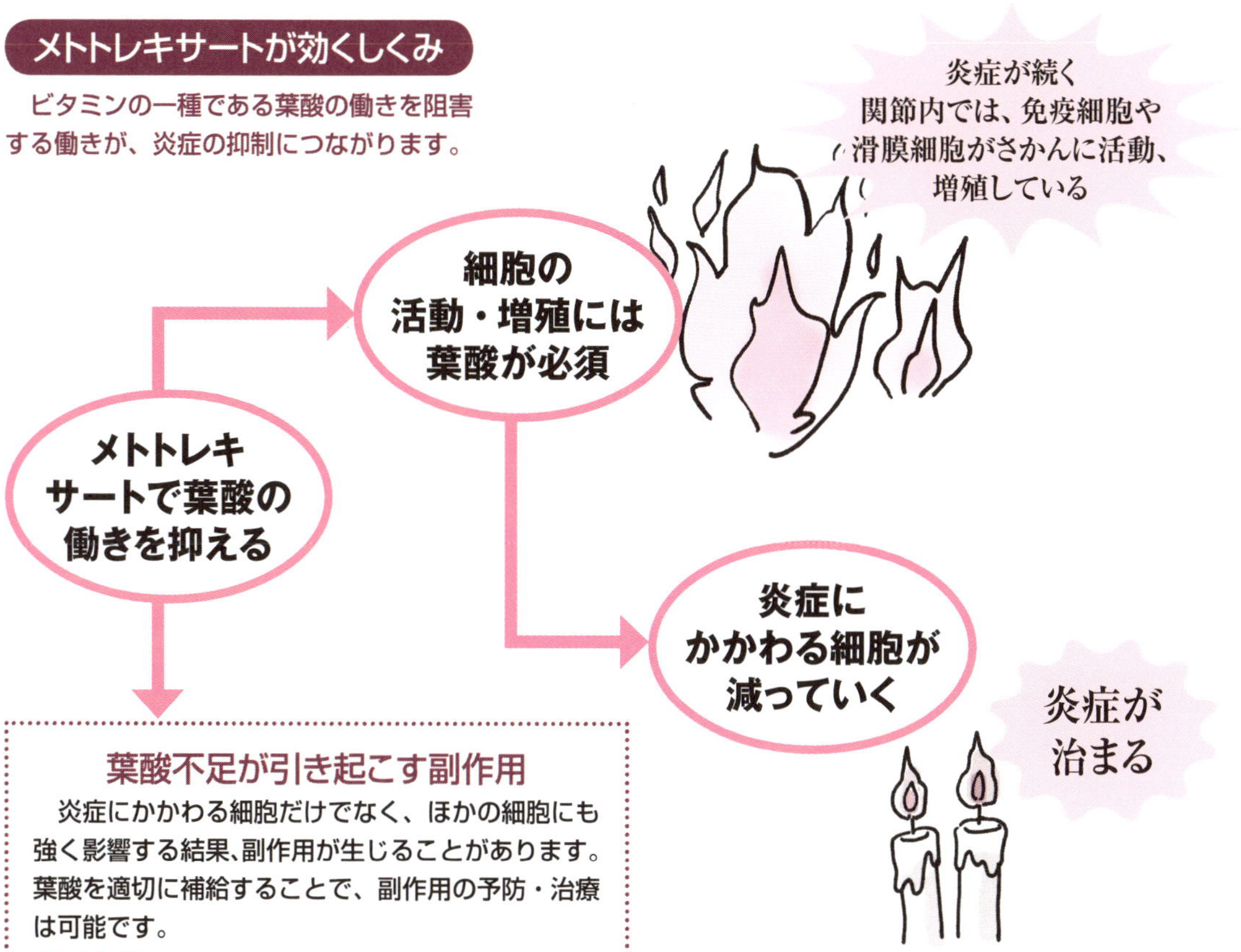
炎症が続く関節内では、免疫細胞や滑膜細胞がさかんに活動、増殖している
細胞の活動・増殖には葉酸が必須
メトトレキサートで葉酸の働きを抑える
炎症にかかわる細胞が減っていく
炎症が治まる

### 葉酸不足が引き起こす副作用

炎症にかかわる細胞だけでなく、ほかの細胞にも強く影響する結果、副作用が生じることがあります。葉酸を適切に補給することで、副作用の予防・治療は可能です。

- ●口内炎
- ●胃腸障害（吐き気、下痢など）
- ●肝機能の障害
- ●腎機能障害 など

（まれな副作用については 89、96 ページ参照）

**勝手に葉酸を補給しない!**

葉酸の補給は医師の判断でおこなう。
副作用が心配だからと、勝手に葉酸入りのサプリメントなどを使用しないこと。
メトトレキサートの効果が弱まり、病状が悪化するおそれがある

がしやすく、薬代が比較的安価というメリットもあります。

　飲み始めて一〜二ヵ月後には、腫れや痛みが軽くなったと感じるようになることが多いでしょう。効果が不十分なら服用量を増やしたり、ほかの薬と併用したりすることもできます。いずれにしろ、特別な事情がないかぎり長期的に使う薬であり、関節リウマチ治療の中心的な存在です。

## その他の主な抗リウマチ薬

免疫の働きを抑制したり、整えたりする薬にはさまざまな種類があり、それぞれに特徴があります。メトトレキサートに加えたり、メトトレキサートが使えない場合に用いられたりします。

**最初に使うことも**

妊娠中または妊娠を計画しているときや、間質性肺炎（→89ページ）、腎機能障害のような重い合併症があるときなど、メトトレキサートが使えない場合に、メトトレキサートにかえて第一選択薬として用いられることがあります。

### サラゾスルファピリジン（アザルフィジンEN®など）

- メトトレキサートのみで効果不十分な場合に併用されることが多い。生物学的製剤より費用をかけずに効果を高めることができる
- 長く使っていると効果が弱まることがある

【使用法】１日２回

【副作用】皮膚の発疹（薬疹）、発熱、肝機能障害、胃腸障害など。まれに骨髄抑制（血球の減少→40ページ）

### ブシラミン（リマチル®など）

- 最初に用いたり、メトトレキサートと併用したりする
- 効き方が人によって大きく異なる

【使用法】１日１～３回

【副作用】かゆみ、タンパク尿が出ることがあるが、薬を中止すれば治ることがほとんど。まれに味覚障害、肝機能障害、胃腸障害を起こす

### タクロリムス（プログラフ®など）

- 臓器移植後の拒絶反応を抑制する薬として使用されている薬。関節リウマチには少量で効果を発揮する
- ほかの抗リウマチ薬と併用されることも多い

【使用法】１日１回（夕食後）

【副作用】腎障害が起きたり、血糖値が高くなったりすることがあるが、薬を中止すれば改善する

リマチル®、アザルフィジンEN®、プログラフ®は、比較的使用頻度が高い抗リウマチ薬

### 「なぜ効くか」ははっきりしない

抗リウマチ薬には、リンパ球の働きを抑える作用が認められています。しかし、どのようなしくみで作用するのか、明確にはわかっていません。

リンパ球は血液やリンパ液に含まれる白血球の一種。白血球にはさまざまな免疫細胞が含まれており、リンパ球、単球、顆粒球などに分けられています。自己免疫に深くかかわるT細胞やB細胞はリンパ球です。

## その他

抗リウマチ薬には以下のような薬もあります。ただし、効果の高い新しい薬が続々と登場しているため、新たに使い始めることはあまりありません。

- ペニシラミン（メタルカプターゼ®）：リマチル®に作用も副作用も似ている
- 金チオリンゴ酸ナトリウム（シオゾール®）：もっとも古くからある抗リウマチ薬で、金を含む金製剤。月1～2回、筋肉内に注射する。かゆみ、タンパク尿などの副作用がある
- オーラノフィン：内服の金製剤。下痢や軟便を起こしやすい
- アクタリット（モーバー®、オークル®）：副作用は比較的少ないが効果も弱め

## ゼルヤンツ®やオルミエント®はJAK阻害薬。新タイプの内服薬

JAK阻害薬は、炎症にかかわるサイトカインと呼ばれる物質とともに働く酵素、ヤヌスキナーゼ（JAK）を標的にして、その働きを阻害する内服薬。2013年にゼルヤンツ®（一般名：トファシチニブ）、2017年にオルミエント®（一般名：バリシチニブ）が発売されています。

標的が明確という点は生物学的製剤と似ていて、薬代の高さも生物学的製剤並み。ただし、飲み薬という点では、抗リウマチ薬の仲間といえます。

## ミゾリビン（プレディニン®など）

- メトトレキサートの服用時に併用する方法は、生物学的製剤を使うより安価に治療効果を高める方法として注目されている

【使用法】1日1～3回またはメトトレキサートの服用にあわせて週1～2回
【副作用】比較的少ないが、まれに胃腸障害、肝機能障害など

## イグラチモド（ケアラム®、コルベット®）

- 痛みを抑える効果が高く、メトトレキサートとの併用で高い効果を示す

【使用法】1日1回から開始し、1日2回に増量
【副作用】胃腸障害、肝機能障害など

## レフルノミド（アラバ®）

- メトトレキサートと同等の効果。欧米ではリウマトレックス®にかえて使うこともある
- 日本では副作用の面から、あまり広く用いられていない

【使用法】1日1回
【副作用】軟便、脱毛、肝機能障害が半数近くに起きる。まれに間質性肺炎や骨髄抑制などの重い副作用も

生物学的製剤

# 炎症をまねく物質にねらいを定めて作用する

抗リウマチ薬の効き方が不十分な場合には、生物学的製剤の使用を検討します。バイオテクノロジーの進化で登場した新たな特効薬で、関節の破壊を止める高い効果が期待できます。

## 免疫抑制作用が強力。感染症には十分注意を

生物学的製剤には、強力な免疫抑制作用があります。それが高い効果をもたらす半面、抗リウマチ薬だけを使うときよりもさらに感染症への注意が必要です。また、投与時に発熱、頭痛、発疹がみられたり、注射したところが赤く腫れたりすることもあります。薬の値段が高いという問題もあります。

一方で、関節の破壊を防止する効果にすぐれ、長期的には投与を中断しても寛解が続く状態にまで改善する可能性も指摘されています（→83ページ）。メリット、デメリットをよく考えたうえで、使用するかどうかを決めましょう。

### 抗リウマチ薬との相違点

通常の医薬品がさまざまな原料を化学的に合成してつくられるものなのに対し、生物学的製剤は生きた細胞がつくりだすタンパク質を薬として利用しています。効き方も、使い方も異なります。

**標的が明確**

炎症にかかわるサイトカイン（→左ページ）を標的にしている

**関節破壊を防ぐ効果が高い**

炎症を止めるだけでなく、骨を壊す細胞の働きも抑えられる

**すべて注射薬**

タンパク質でできているので、飲むと消化・分解されてしまう。点滴または注射で、直接血液の中に送り込む

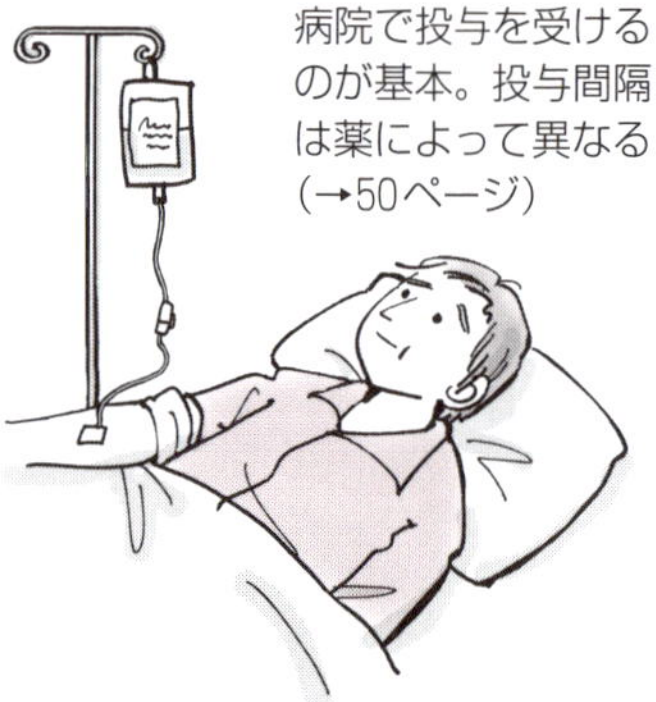

病院で投与を受けるのが基本。投与間隔は薬によって異なる（→50ページ）

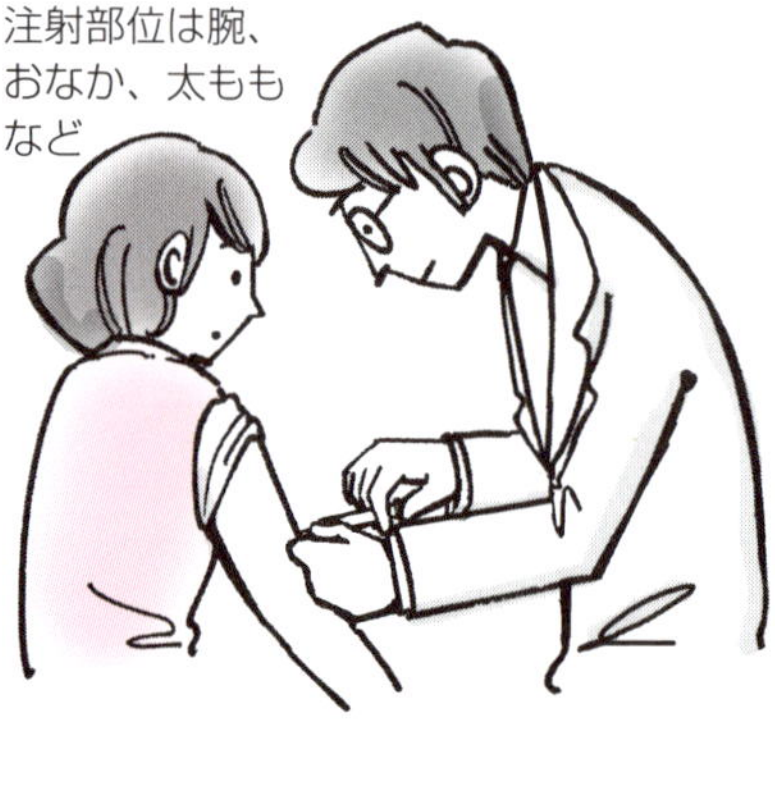

注射部位は腕、おなか、太ももなど

## 標的は各種のサイトカイン

サイトカインは、細胞どうしの情報伝達に用いられるタンパク質の総称です。ある細胞から分泌されたサイトカインを、別の細胞が受け取ることで情報が伝わるのです。

関節リウマチにかかわるサイトカインには、TNF-αや IL-6 などがあります。

- TNF：腫瘍《しゅよう》壊《え》死《し》因《いん》子《し》
- IL：インターロイキン

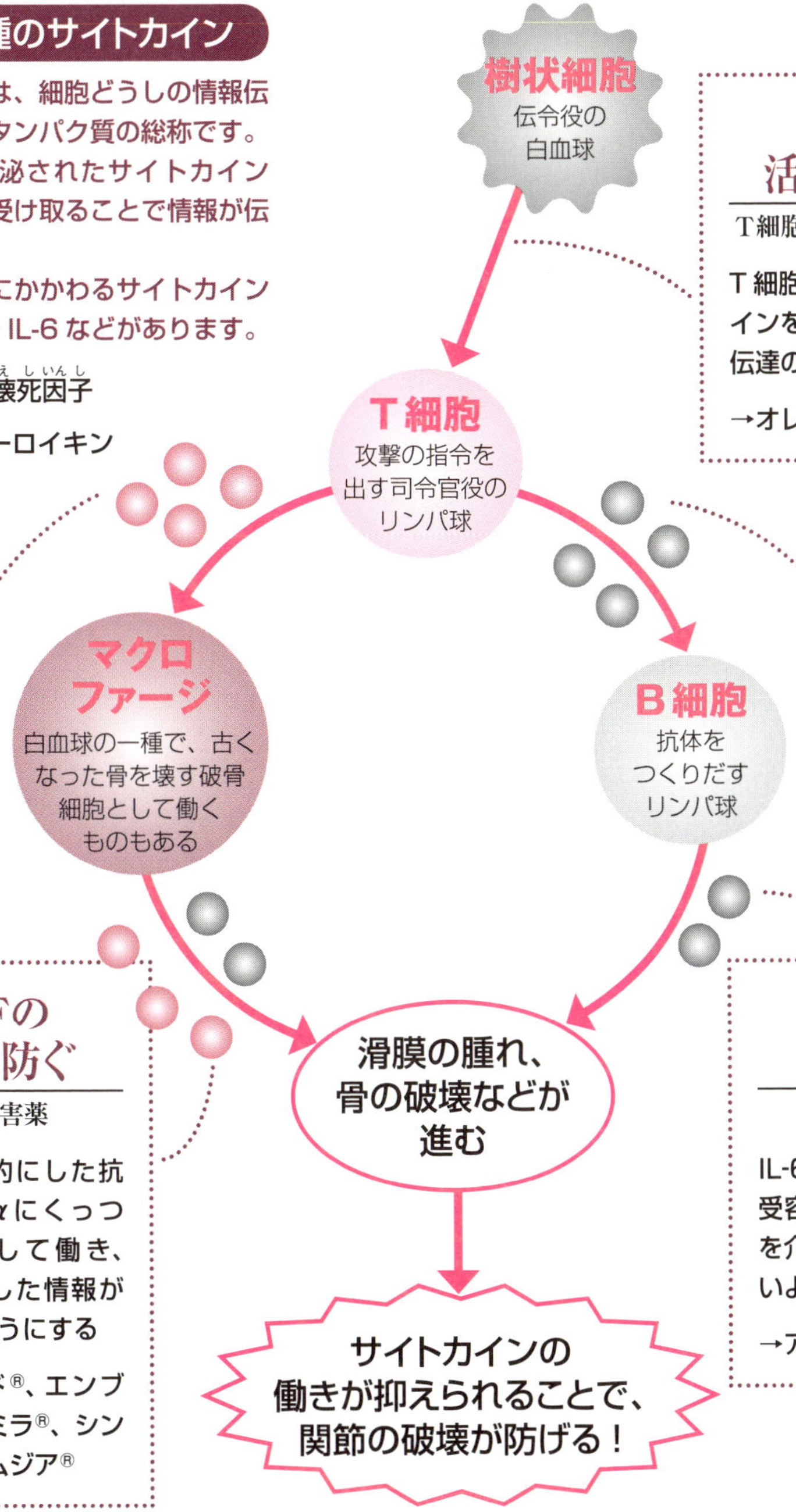
樹状細胞
伝令役の白血球
T細胞
攻撃の指令を出す司令官役のリンパ球
マクロファージ
白血球の一種で、古くなった骨を壊す破骨細胞として働くものもある
B細胞
抗体をつくりだすリンパ球
滑膜の腫れ、骨の破壊などが進む
サイトカインの働きが抑えられることで、関節の破壊が防げる！

### T細胞の活性化を防ぐ

T細胞選択的共刺激調整薬

T細胞が分泌するサイトカインを減らすことで、情報伝達の流れを元から弱める

→オレンシア®

### TNFの働きを防ぐ

TNF阻害薬

TNF-αを標的にした抗体や、TNF-αにくっつく受容体として働き、TNF-αを介した情報が伝わらないようにする

→レミケード®、エンブレル®、ヒュミラ®、シンポニー®、シムジア®

### IL-6の働きを防ぐ

IL-6阻害薬

IL-6を受け取る細胞の受容体にくっつき、IL-6を介した情報が伝わらないようにする

→アクテムラ®

## 選択の目安

**自己注射が可能なのは…**
ヒュミラ®、エンブレル®、シムジア®、シンポニー®、アクテムラ®、オレンシア®

**比較的副作用が少ないのは…**
エンブレル®、オレンシア®

**効果不十分な場合に増量できるのは…**
レミケード®、ヒュミラ®、シンポニー®

**投与方法が簡単なのは…**
シンポニー®

**メトトレキサートが併用できない人には…**
レミケード® 以外はなんでもOK

| 特徴 | 注意点 |
|---|---|
| ●効きめが比較的早く現れる<br>●効果が不十分な場合は増量または投与間隔の短縮が可能 | ●レミケード® はメトトレキサートとの併用が必須<br>●どの薬剤も、メトトレキサートを併用するほうが、単独で用いるより有効性が高い<br>●体のだるさ、口内炎、せき、息苦しさ、発熱、たん、鼻水などが増えてきたらすぐに受診する |
| ●長く使っても効果が弱まりにくい<br>●投与間隔が短いぶん、副作用への対処がしやすい | |
| ●完全寛解の可能性が高まる<br>●単独使用なら増量も可能 | |
| ●状態に応じて標準用量の倍、増量できる | |
| ●症状が安定したら倍量を４週に１回の投与も可<br>●分子量が小さいので、注射部位が腫れたりしにくい | |
| ●メトトレキサートが使えない例に単独で有効 | |
| ●既存の薬で効果不十分な場合の選択肢 | |
| ●サイトカインに直接作用する薬ではないので、効果が出るまでに３～６ヵ月かかることも<br>●比較的副作用が軽い | |

### バイオシミラーとは?

生物学的製剤には、開発メーカーとは異なるメーカーが製造しているバイオシミラー（バイオ後続品）があります。薬代は約70%。

2020年１月現在、レミケード®のバイオシミラーであるインフリキシマブBSと、エンブレル®のバイオシミラーであるエタネルセプトBSが発売されています。

## 日本で使える生物学的製剤一覧

現在、日本で使用可能な生物学的製剤は８種類あります（2020年1月現在）。それぞれに特徴があり、なにを優先的に使えばよいかは人によって異なります。医師のアドバイスを受けたうえで、患者さん自身の事情に合わせて選べばよいでしょう。

比較的安価なのは…
アクテムラ®、エンブレル®

投与間隔が長いのは…
レミケード®

＊薬代は自己負担３割の場合の目安。このほか実際の支払い時には再診料、検査料、処方箋料などがかかる

| | 一般名 | 商品名 | 投与方法 | 投与間隔 | 薬代* |
|---|---|---|---|---|---|
| TNF阻害剤 | インフリキシマブ | レミケード® | 点滴（２時間） | 初回投与の２、６週間後。その後は８週に１回 | ２ヵ月ごとに約６万円 |
| | エタネルセプト | エンブレル® | 皮下注射（在宅自己注射可） | 週１または２回 | 月１万800円～３万6000円程度 |
| | アダリムマブ | ヒュミラ® | 皮下注射（在宅自己注射可） | ２週に１回 | 標準用量で月約４万円 |
| | ゴリブマブ | シンポニー® | 皮下注射（在宅自己注射可） | ４週に１回 | 標準用量で月約４万円 |
| | セルトリズマブペゴル | シムジア® | 皮下注射（在宅自己注射可） | 初回投与の２、４週間後。その後は２週に１回 | 月約４万円 |
| IL-6阻害剤 | トシリズマブ | アクテムラ® | 点滴（１時間）／皮下注射も可（在宅自己注射可） | 点滴：４週に１回<br>皮下注射：２週に１回 | 月２万～４万円程度（点滴は体重に応じて使用量を変える） |
| | サリルマブ | ケブザラ® | 皮下注射 | ２週に１回 | 月約４万円 |
| T細胞 | アバタセプト | オレンシア® | 点滴（30分）／皮下注射も可（在宅自己注射可） | 点滴：初回投与の２、４週間後。その後は４週に１回<br>皮下注射：週１回 | 月約３万円 |

ステロイド／鎮痛薬

# よく効くが長く使い続けるのはむずかしい

抗リウマチ薬などとあわせて、ステロイドや非ステロイド性の鎮痛薬を使うこともあります。いずれも症状が強いときは重宝しますが、長期的な使用はさけたほうがよい薬です。

## ステロイドは やめ方、やめ時が問題

メトトレキサートや生物学的製剤が登場する以前の特効薬といえば、ステロイド（プレドニン®、メドロール®など）でした。しかし、長期的にみるとさまざまな問題もあります。

### ▼治療薬と疾患活動性の関連

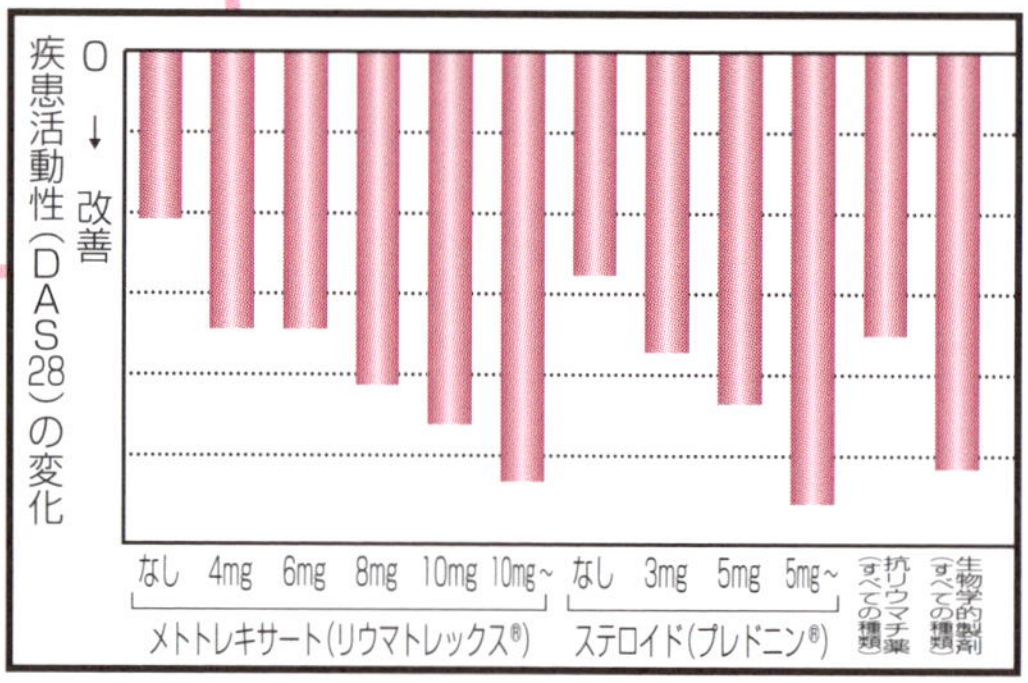


DAS28は疾患活動性の指標。点数が下がるほど、疾患活動性は低い（→29ページ）

## すばやく強力に炎症を鎮める

炎症を止める効果が高く、メトトレキサートや生物学的製剤並みに疾患活動性を低下させます。効果が現れるまで少し時間がかかるほかの薬と違い、即効性があるのも特徴です。

**短期、少量なら副作用の心配はほとんどない**

## 必ずしも関節を守ることにはつながらない

病気の勢いは弱まっても、ステロイドの使用量が多い患者さんは身体機能障害が進みやすい傾向があります。もともとステロイドは多彩な働きをもつホルモンで、抗炎症作用だけでなく骨の量を減らす作用などもあるため、長く使うと副作用も起きやすくなるのです。

**長期的には、骨粗しょう症、血糖値の上昇、免疫力の低下などの副作用が問題になる**

### ▼治療薬と身体機能の関連

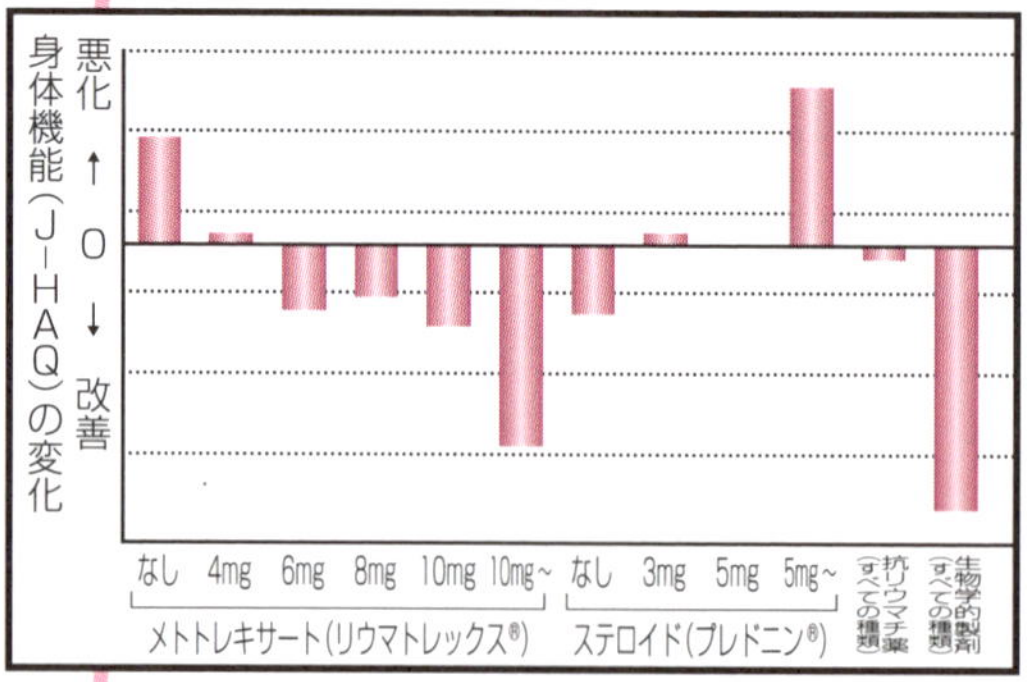


J-HAQは身体機能障害の程度を示す指標。点数が高いほど障害の程度は重く、低いほど軽い（→68ページ）

（グラフはすべてIORRA調査による）

## かしこく使うポイント

少量を短期間だけ使うのであれば、ステロイドのよい面を最大限にいかせます。

**病気の勢いが強ければ治療開始時に使用**

抗リウマチ薬とあわせて少量（プレドニン®なら10mg以下）を併用

**抗リウマチ薬の効果が現れてきたら減らし始める**

ステロイドを服用していると、体内で分泌されるステロイドホルモンの量が減る。急に服用をやめるのは危険。少しずつ服用量を減らし、分泌量の回復をはかる

**6ヵ月間を目安に完全にやめる**

症状が落ち着けば、もっと早くやめてもよい

## メリットとデメリットのバランスをみて判断する

ステロイドは高い抗炎症効果をもつ一方で、長期的には骨をもろくし、関節の変形や破壊を進めてしまうおそれがある薬です。関節内に注射して痛みをやわらげる注射薬としても用いられていますが、たとえ注射薬でも使いすぎは危険です。

ただし、妊娠中など、抗リウマチ薬などを使えないときや、関節以外の内臓障害などを合併するときなど、ステロイドを使ったほうがよい場合もあります。はじめから「ダメ」と決めつけず、メリットとデメリットのバランスをみて判断することが大切です。

**非ステロイド性抗炎症薬のほうがよいともいえない**

痛みが強いときには、非ステロイド性抗炎症薬（ボルタレン®、ロキソニン®など）を使うこともあります。消炎鎮痛薬ともいわれますが、炎症を抑える効果は一時的。あくまでも「痛み止め」の薬です。長く使うと胃腸障害を起こすこともありますので、ステロイドを含んでいないからといって長期的な使用はすすめられません。

医師とよく相談しながら、治療薬を選択しよう

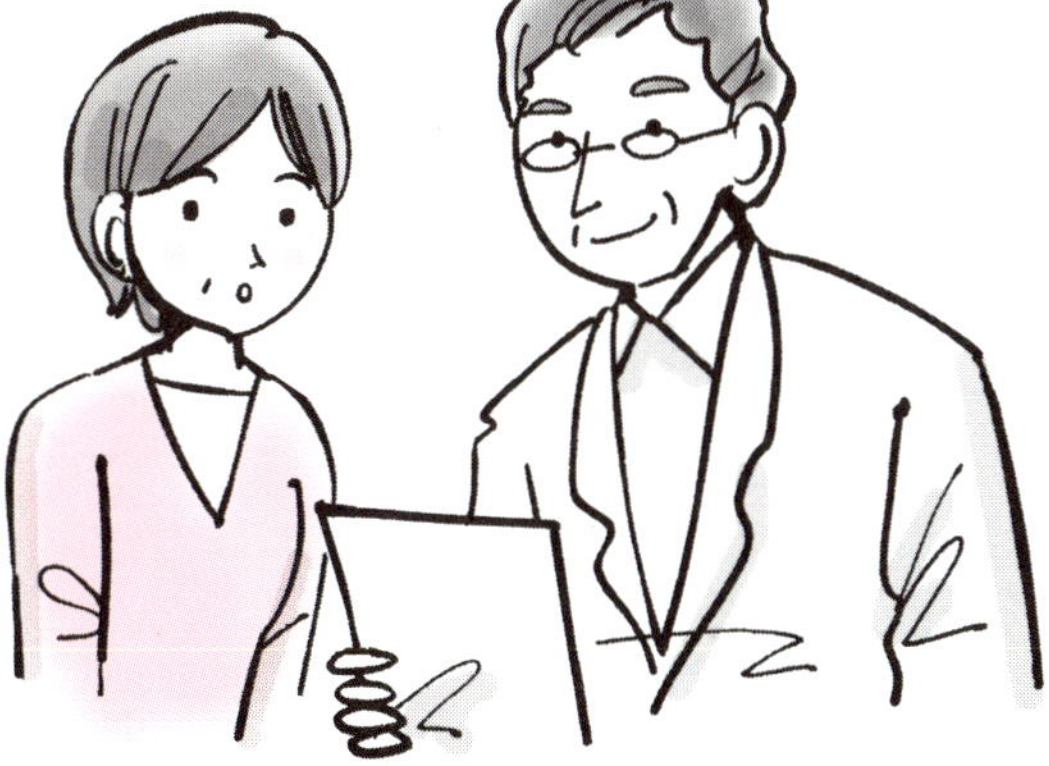

**妊娠・出産を望む場合**

# 関節リウマチでも安全に産める、育てられる

比較的若い年齢で発症した患者さんの場合、「子どもがほしい」という願いをもつこともあるでしょう。子どもは「授かりもの」ではありますが、計画的に進めることが大切です。

## 安産のための服薬計画

妊娠中に使う薬は、おなかの赤ちゃんにも移行します。薬による悪影響をさけるためには、妊娠前からの備えが必要です。

### まずはしっかり病勢をコントロール

病気の勢いが強いまま妊娠すると、十分な薬物療法がおこなえず、関節破壊を進めてしまうおそれがある

### 確実に避妊

低用量ピルを使うなど、予定外の妊娠はさけるようにする

### メトトレキサートの服薬を中止

医師と相談のうえ、治療薬を見直す。アザルフィジンEN® 以外の抗リウマチ薬もできればやめる

### 男性の患者さんも同様

パートナーが妊娠したあとは、男性はメトトレキサートの服用を再開してよい

### 妊娠準備中の薬

✕ **メトトレキサート（リウマトレックス®）**
流産の危険性を高めたり、胎児の発育に悪影響を与えたりするおそれがあるので中止

△ **サラゾスルファピリジン（アザルフィジンEN®）**
胎児への影響は少ない。妊娠が判明するまではメトトレキサートにかえて使ってもよい

△ **生物学的製剤**
レミケード® 以外は単独での使用が不可能ではない。妊娠が判明するまでは使ってもよい

◯ **ステロイド**
催奇性はないので妊娠準備中はもちろん、妊娠中、授乳中も使える

△ **非ステロイド性の鎮痛薬**
妊娠の計画中、妊娠成立後もしばらくは使える

### 関節リウマチだからとあきらめないで！

妊娠・出産で病状が悪化しないかと心配かもしれませんが、妊娠するとむしろ病状は改善する傾向があります。妊娠前にしっかりコントロールできていれば、治療薬を休止・変更しても大きな問題は

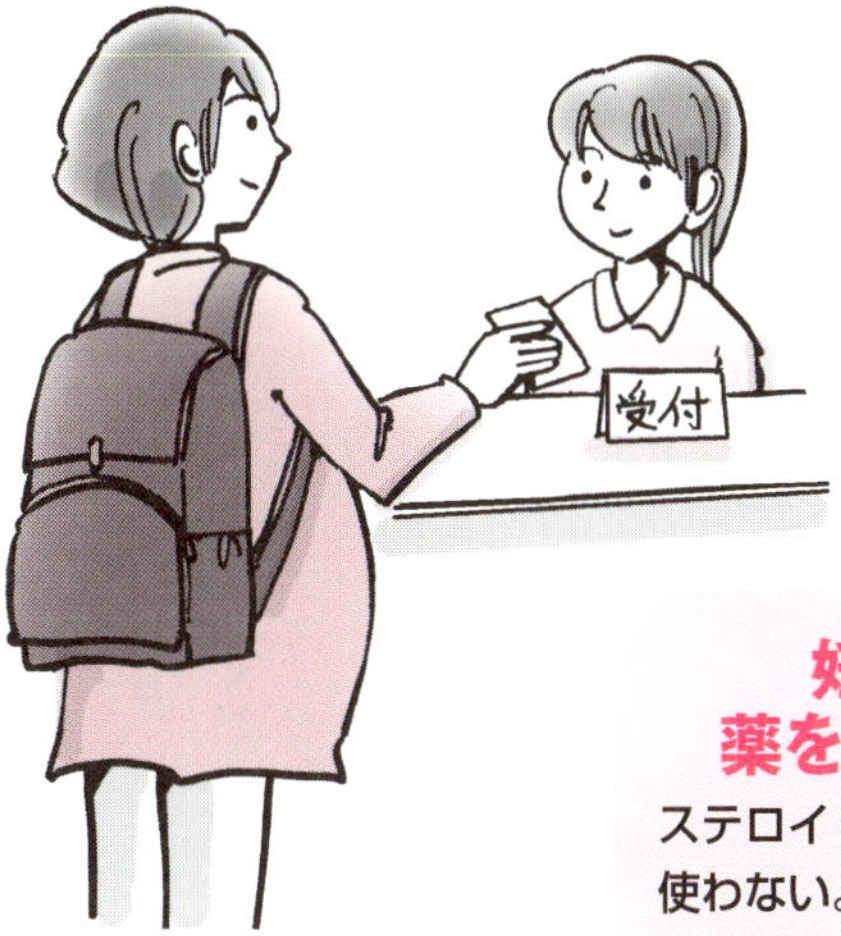


妊娠中、産科検診だけでなく、リウマチの診療科での定期検診も欠かさない。体重が増えすぎると関節の負担が増し、痛みが強くなることもあるので、体重管理はしっかりと

**避妊の中止は3ヵ月後から**

服薬をやめて３ヵ月以上たてばメトトレキサートの影響はなくなる

**妊娠中は薬を極力減らす**

ステロイド以外は、なるべく使わない。非ステロイド性の鎮痛薬も妊娠後期には胎児の血管に悪影響を与えるおそれがあるので休止する

**なかなか妊娠しないこともある**

病気の勢いが強かったり、非ステロイド性の鎮痛薬を使ったりしていると、妊娠しにくいといわれるが、関連性ははっきりしない

**出産後の本格的な治療再開は病状しだい**

出産後は病気の勢いが強まることが少なくない。育児の負担も加わり痛みが強くなることもあるが、母乳にも服用した薬の成分は移行するため、治療薬の検討が必要

| | | |
|---|---|---|
| 母乳で育てたい／病状が落ち着いている | → | 授乳期間中、メトトレキサートは中止 |
| 母乳にこだわらない／病勢が増している | → | ミルクに切り替えたうえでメトトレキサートを再開 |

**子育てはひとりでがんばりすぎない**

赤ちゃんの世話は重労働。患者さんひとりでかかえこまないように、家族全員で協力していこう

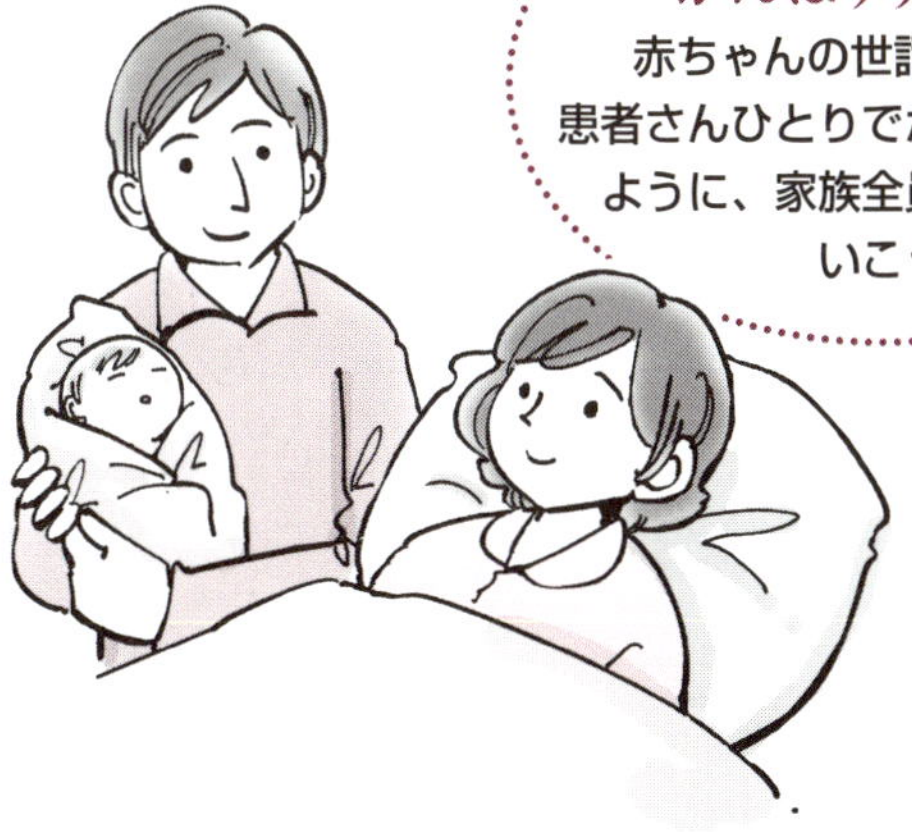

生じにくいでしょう。

出産後は、逆に病状が悪化する傾向がみられます。しかし、授乳にさえ注意すれば本格的に治療を再開することもできます。「関節リウマチだから」という理由だけで、子どもをもつことをあきらめることはありません。主治医とよく相談のうえ、希望を叶《かな》える準備をしていきましょう。

手術を考えるとき

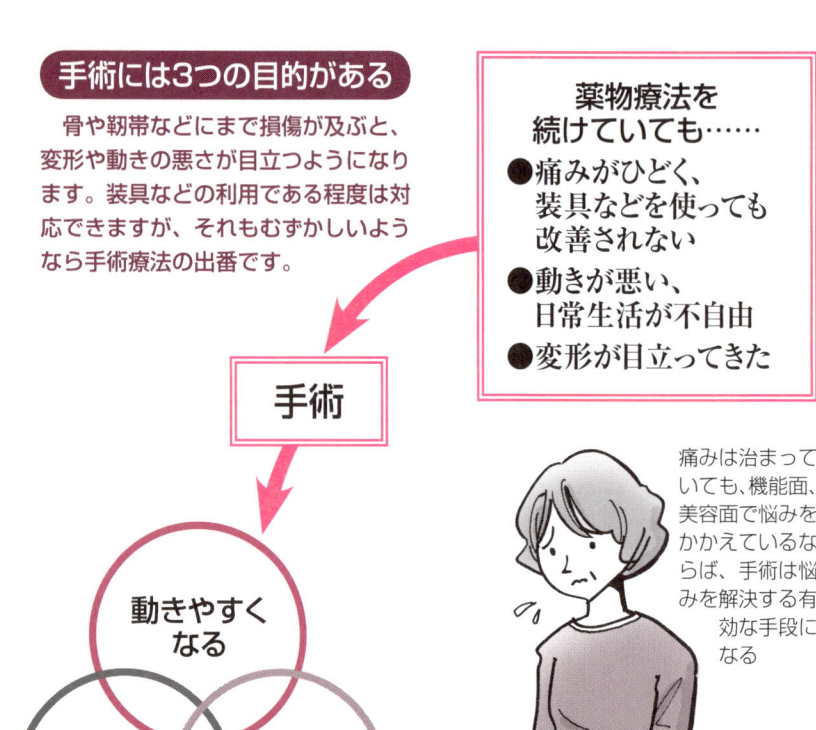

# 薬で消えない痛み、変形は手術で治す

薬物療法が進化したとはいえ、関節障害を防ぎきれないこともあります。手術療法も進化しています。関節の変形が進んでいるようなら、手術を受けることを考えてみましょう。

### 手術には3つの目的がある

骨や靭帯などにまで損傷が及ぶと、変形や動きの悪さが目立つようになります。装具などの利用である程度は対応できますが、それもむずかしいようなら手術療法の出番です。

**薬物療法を続けていても……**

- 痛みがひどく、装具などを使っても改善されない
- 動きが悪い、日常生活が不自由
- 変形が目立ってきた

↓

**手術**

↓

- 動きやすくなる
- 痛みがやわらぐ
- 見た目がよくなる

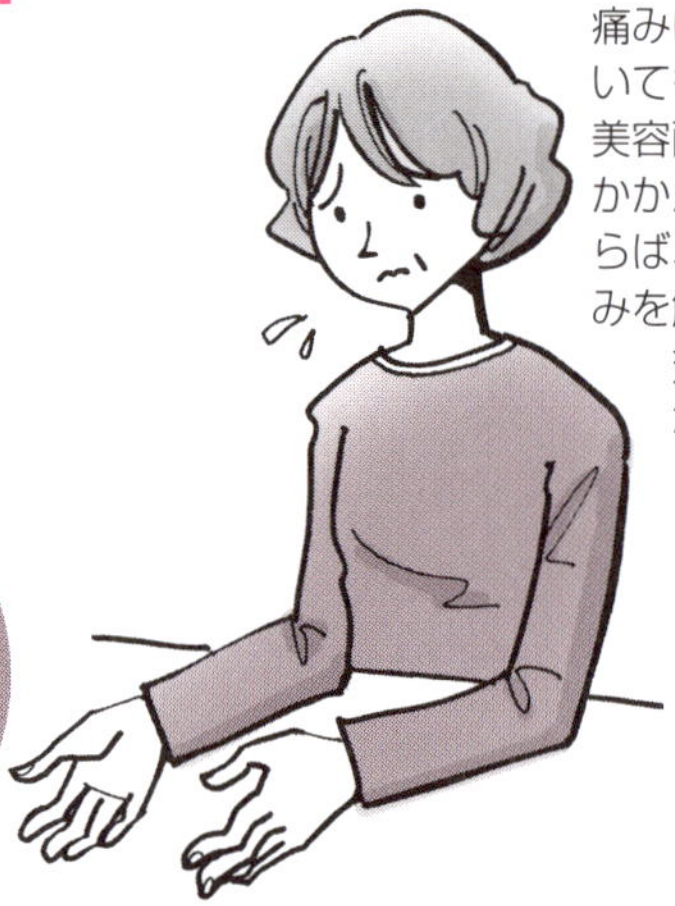

痛みは治まっていても、機能面、美容面で悩みをかかえているならば、手術は悩みを解決する有効な手段になる

## ひどくなりすぎないうちに決断したほうがよい

関節の変形、破壊が進んでいるようなら、ひどくなりすぎないうちに、手術で機能回復をはかることがすすめられます。体の動きは、さまざまな関節が連動してつくりだされます。破壊された関節をそのままにしておくと、ほかの関節にも悪影響を及ぼすおそれがあるからです。

薬物療法で病勢を鎮められる人も多くなりましたが、なかには強力な薬を使っても病気の勢いが止まらない人、合併症などがあるために十分な薬物療法をおこなえない人もいます。

そのような場合、関節の破壊を進めないために、滑膜のみを取り

## 手術の内容に変化がみられる

増殖した滑膜を取り除く滑膜切除術や、ぐらつく関節を固定する関節固定術は、薬物療法が高い効果を発揮するようになってからは減っています。

一方、骨を削るなどして関節をつくり直す関節形成術は増えており、関節部分を人工関節に置き換える手術も少なくありません。破壊を止めるだけでなく、本来の関節機能を取り戻すという、より高いレベルを目指せるようになっているのです。

▼手術内容の移り変わり

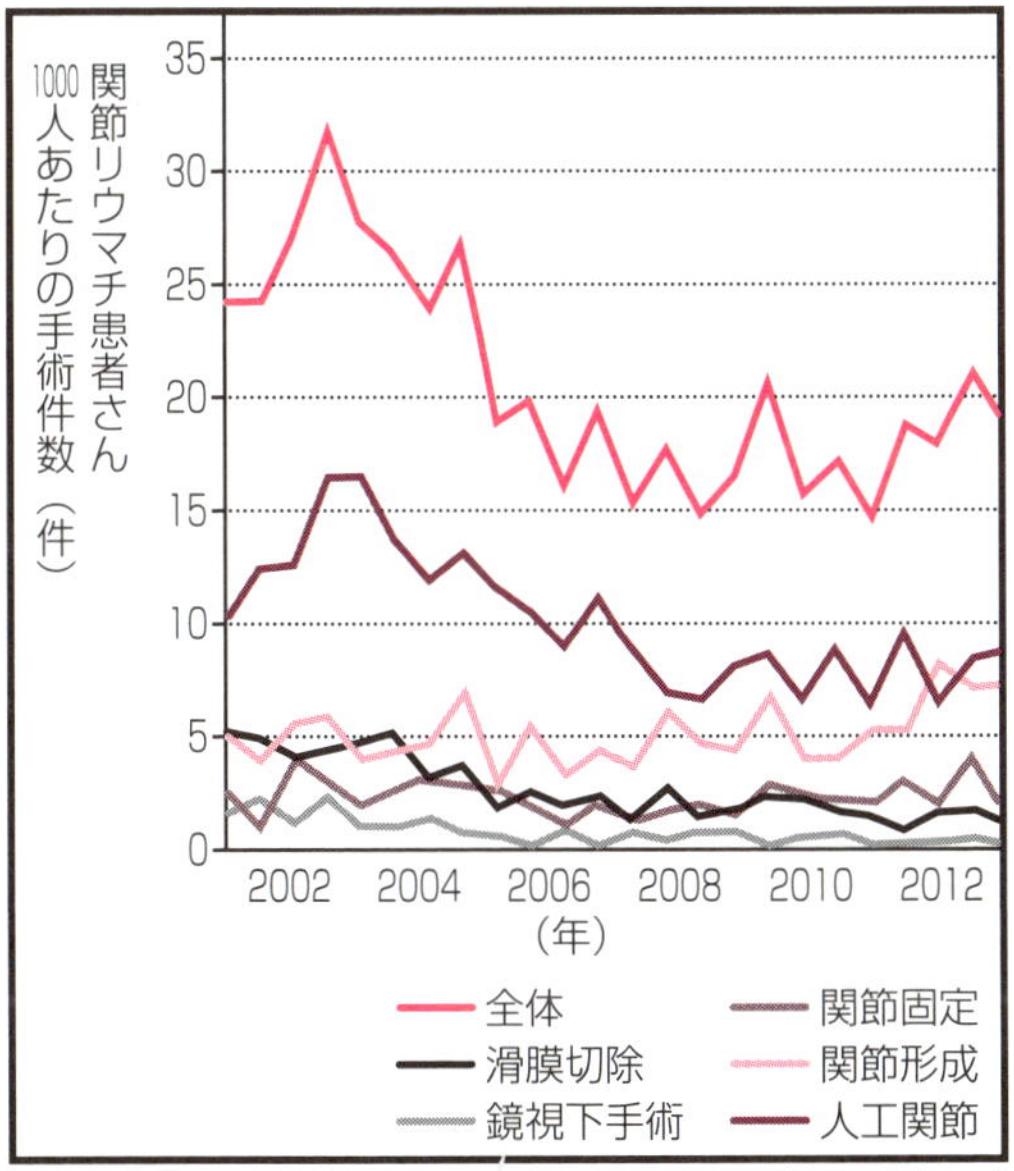


（IORRA 調査による）

### 鏡《きょう》視《し》下《か》手術とは?

関節の中に筒状の関節鏡と手術器具を挿入して手術する方法。滑膜の切除はこの方法でも可能だが、関節自体の手術ではおこなわれていない

### 「手術を受けたい」と思ったら

関節リウマチの手術は整形外科でおこないます。まずは主治医に相談しましょう。手術を受ける前には次のようなことが必要です。

**関節の状態の確認**

手術以外に改善はむずかしいのか、
手術でどの程度の改善が
見込めるのか

**手術内容の確認**

関節の部位や状態によって
手術方法はさまざま

**全身の検査**

たとえ小さな関節でも手術は体の
負担になる。手術に耐えられる
状態か、事前に検査

**服薬調整**

リウマチの治療薬をはじめ、
常用薬は一時的に休止することも。
医師の指示にしたがう

除く手術をすることもあります。滑膜切除をおこなうことで、生物学的製剤が効く程度にまで病勢を抑えられる可能性もあるからです。

**足首・足指の手術**

# 強い痛み、歩きにくさを解消する

足が変形して靴が合わない、歩くと痛いなど、足の悩みをかかえている患者さんは少なくありません。装具や靴を工夫しても改善されないなら、手術がすすめられます。

## 足指の形を整えて快適に

足指の変形はつけ根の関節から始まります。滑膜の炎症が続くうちに関節部分の骨と骨とのかみ合わせがずれ、指の向きが変わってしまうのです。

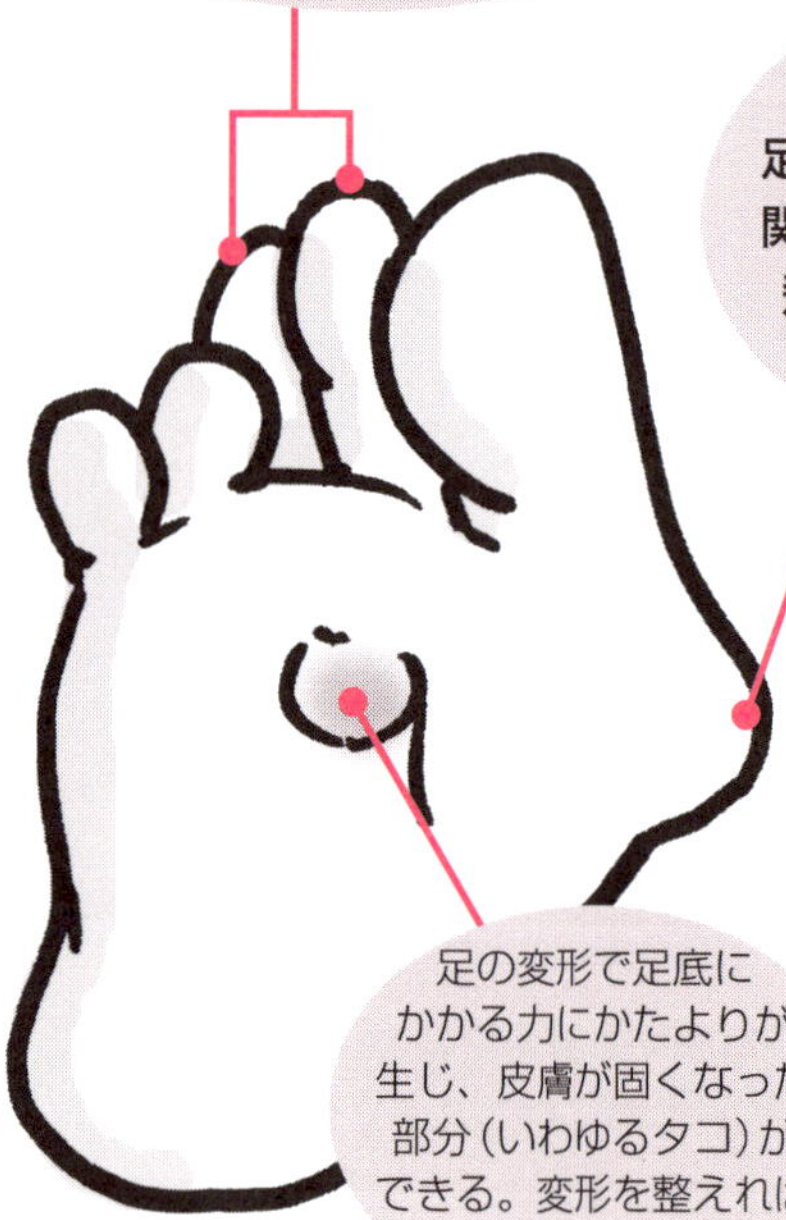

**脱臼《だっきゅう》**
親指以外の足の指では、つけ根の関節が傷んで脱臼すると指先が上に持ち上がってしまう

**外反母趾**
足の親指のつけ根の関節が大きく外側に飛び出し、指先が小指側に向く

足の変形で足底にかかる力にかたよりが生じ、皮膚が固くなった部分（いわゆるタコ）ができる。変形を整えれば自然に治る

足指の手術は下半身だけの麻酔か、全身麻酔でおこなう。通常１～２時間で終わるが、数本を同時に手術することもある

## 外反母趾には

### 「骨切り術」でずれを解消

親指の骨（中足骨《ちゅうそつこつ》）の一部を切除し、残った骨をずらしてつなぎ直す方法が一般的。破壊がひどければ、関節をつくっている中足骨の末端を切除してしまうこともある

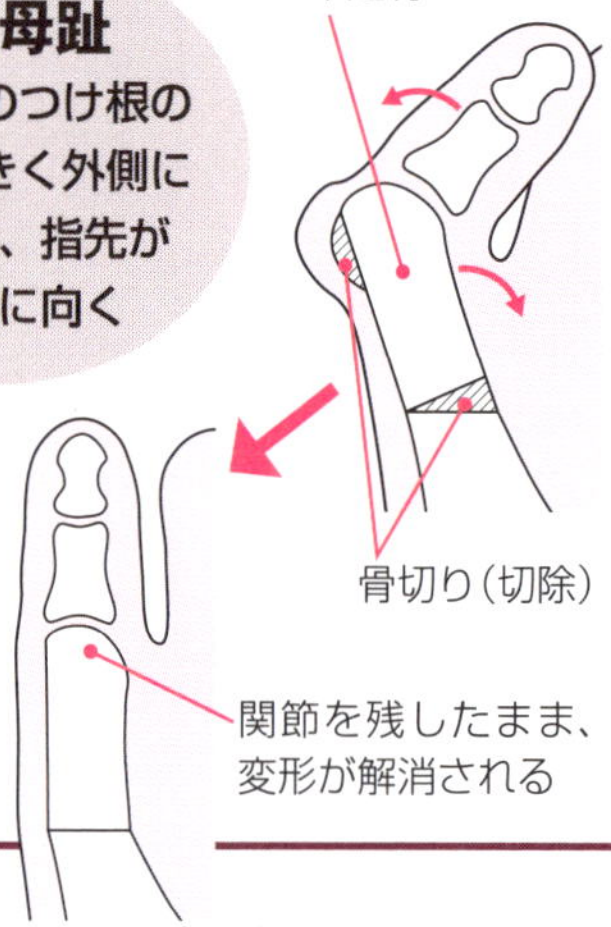
中足骨
骨切り（切除）
関節を残したまま、
変形が解消される

### 5本指靴下を利用しよう

足の症状がある人は、指先が５本に分かれた５本指靴下の利用がすすめられます。指の間が広がってそれぞれの指が伸びやすく、また動かしやすくなるため、足指の変形防止に有効です。

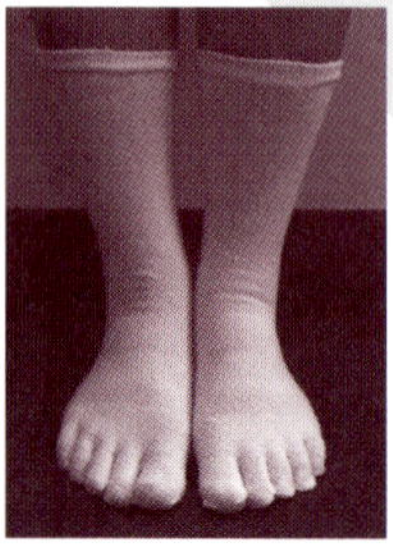

## 足首が曲がっているとき

足首部分の足関節が傷むと着地が不安定になり、歩きにくさや痛みなどが生じやすくなります。足が内向き、あるいは外向きに曲がってしまうと、さらに症状がひどくなります。

たとえば内向きに曲がると、足裏の外側だけに負担がかかる

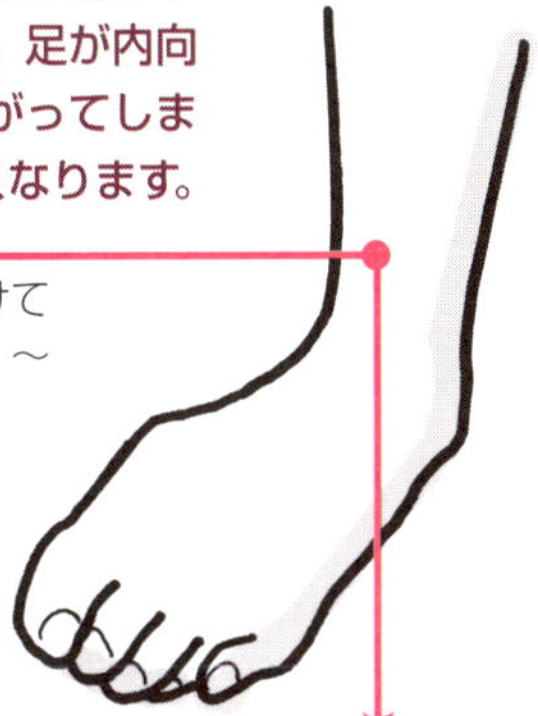

いずれも全身麻酔をかけておこなう。手術時間は１～２時間程度

### 人工足関節にする

足関節の損傷部分を削り取り、人工足関節に置き換えることもある。ただし、骨の破壊や靭帯などの組織の傷みが激しい場合は、この方法はおこなえない

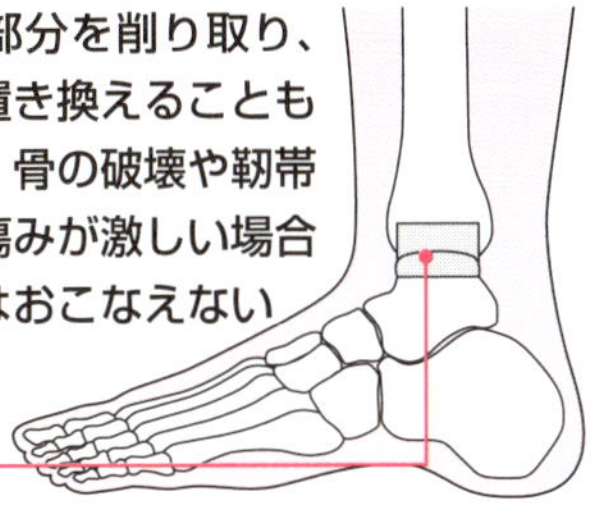


### 足関節を固定する

足底からかかとの骨、足首の骨、すねの骨まで細長い金属を通して固定する。固定といっても、足首の動きはある程度保たれる

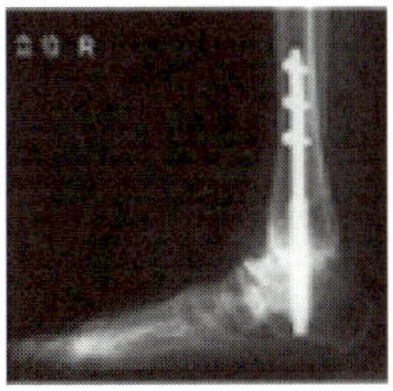

▶足関節固定術後のようす

(59-63 ページの写真はすべて東京女子医科大学膠原病リウマチ痛風センター　ホームページより引用)

## 親指以外の足指の脱臼には

### 骨を縮めて脱臼を治す

中足骨の一部を輪切りにして切り取り、残った骨を針金で固定する

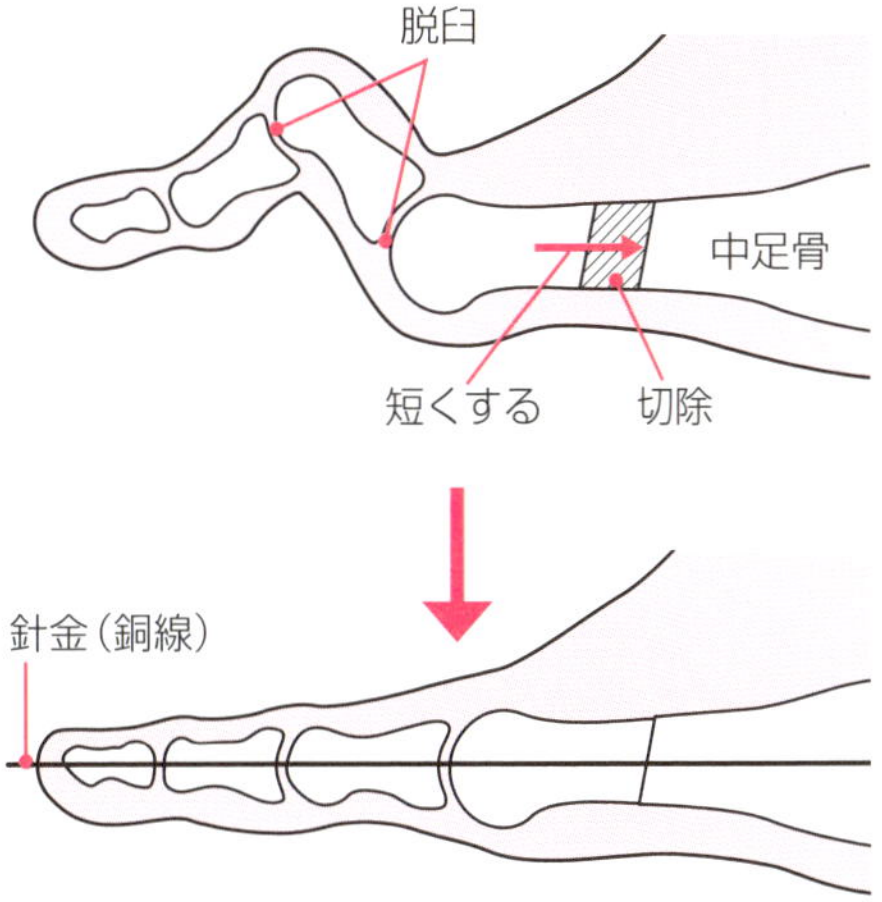


骨が短くなったことで脱臼が解消される。固定のための針金は後日、抜き去る

## とくに増えている足指の形を整える手術

足の関節の炎症が続くと、外反母趾や足指の脱臼、かかとや足底の変形などが生じ、歩くと痛い、疲れる、靴が合わないなど、さまざまな悩みのもとになります。

多くは、特定の部分に負担がかかりすぎないように圧を分散する靴や装具の利用、運動療法などで対応可能ですが、それでも解消されない悩みには、手術が有力な選択肢になります。足の手術、とりわけ足指の手術は、近年とくに増えている方法のひとつです。

手首・手指の手術

# 日常の不自由さを改善。見た目も美しく

手の指が変形しても、痛みはそれほど強く現れません。ただ、生活するうえでの不自由さ、手を人前に出したくないなどといった美容面での問題を解消するには、手術が役立ちます。

## 手はもっとも障害されやすいところ

手の指の関節は、関節リウマチでもっとも症状が出やすい部位。病状が進むと強い変形が現れやすくなります。

手首の関節の炎症が続き、弱くなった腱が擦り切れると、急に小指や薬指が伸ばせなくなります。痛みもなく切れてしまうこともあり、注意が必要です。

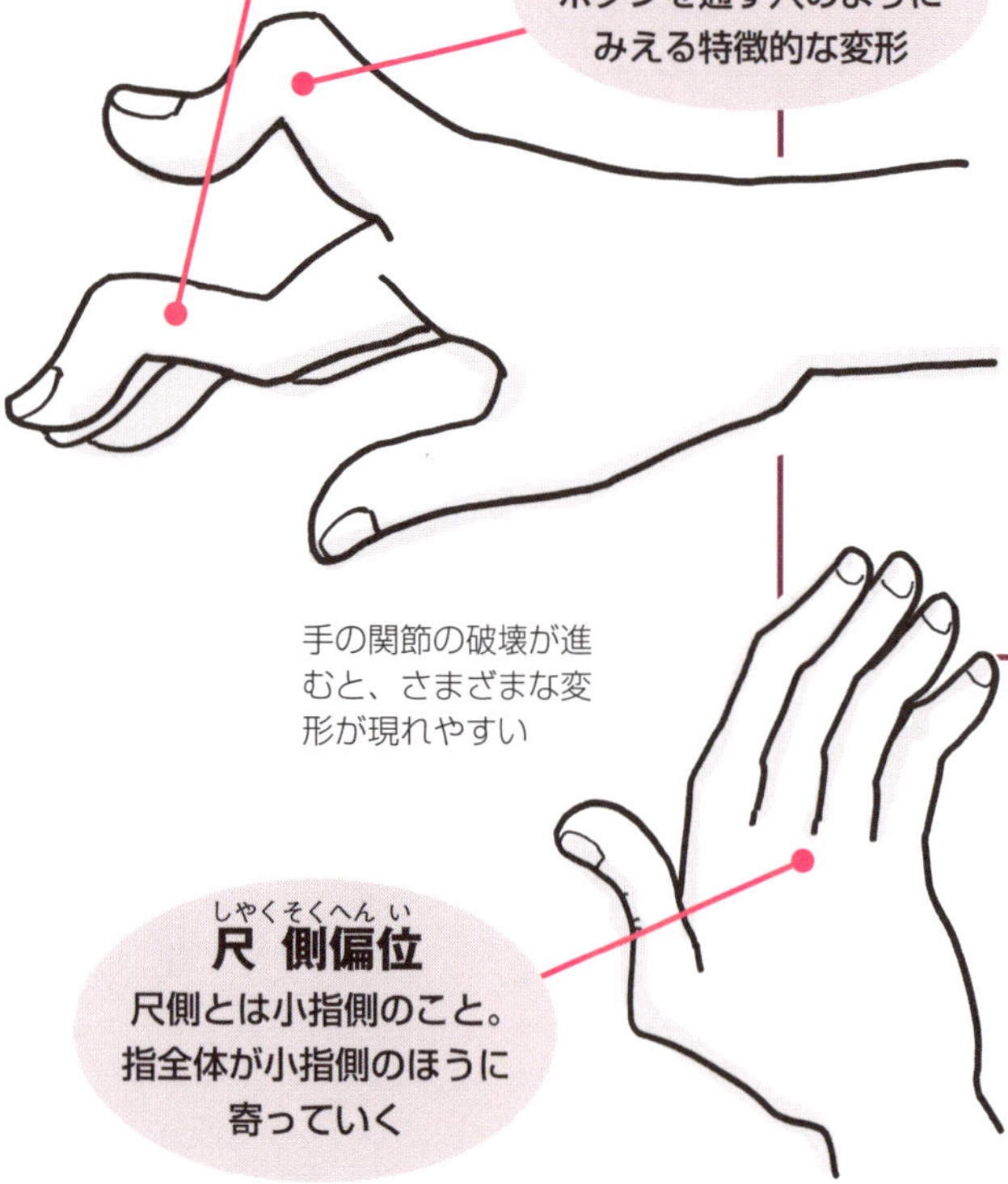
スワンネック変形
白鳥の首のようにみえる特徴的な変形が生じる
ボタンホール変形
ボタンを通す穴のようにみえる特徴的な変形


手の関節の破壊が進むと、さまざまな変形が現れやすい

## 手指の変形には

### 傷んだ関節を人工指関節に置き換える

損傷した関節を部分的に切除して、人工指関節と交換する（人工指関節置換術）。手術にかかる時間は１～２時間程度。腕に麻酔をかけておこなうが、何ヵ所も手術する場合は全身麻酔をかけることもある

▼手術後の指のようす

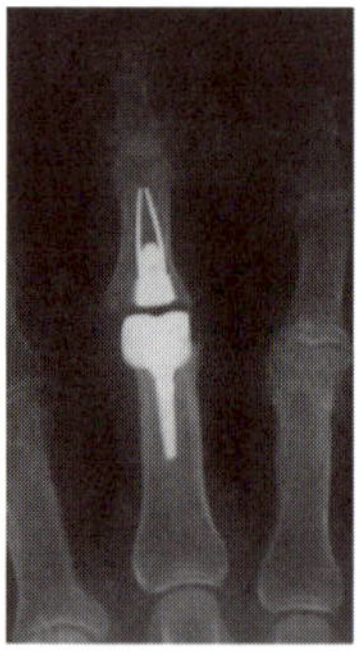

白く映っているのが人工指関節

## 腱が切れたら

### 腱の再建と同時に関節のでっぱりをなくす

切れた腱をつなぎ直す手術と、腱との摩擦が生じやすい手関節の骨の部分を切除し、その状態で固定する手術を同時におこなう

▼手術後の手首のようす

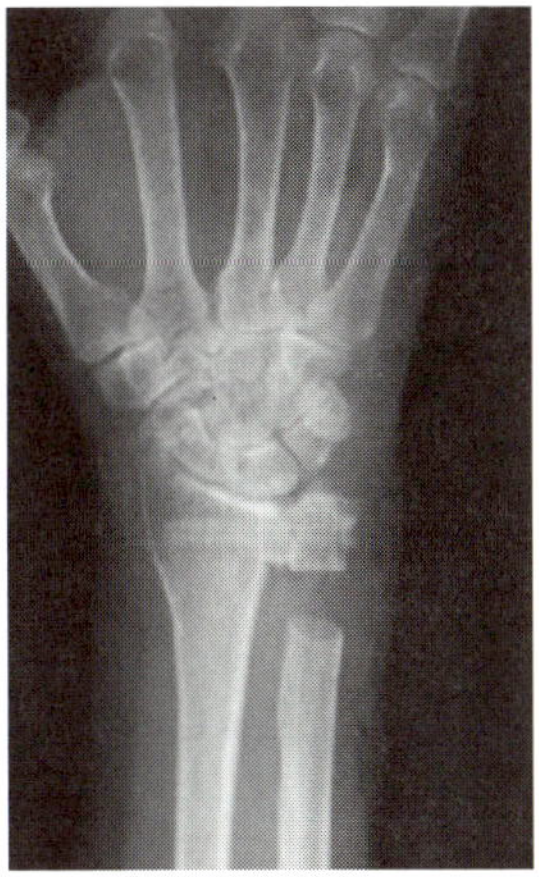

骨の一部が欠けるが、生活するうえで大きな問題はない

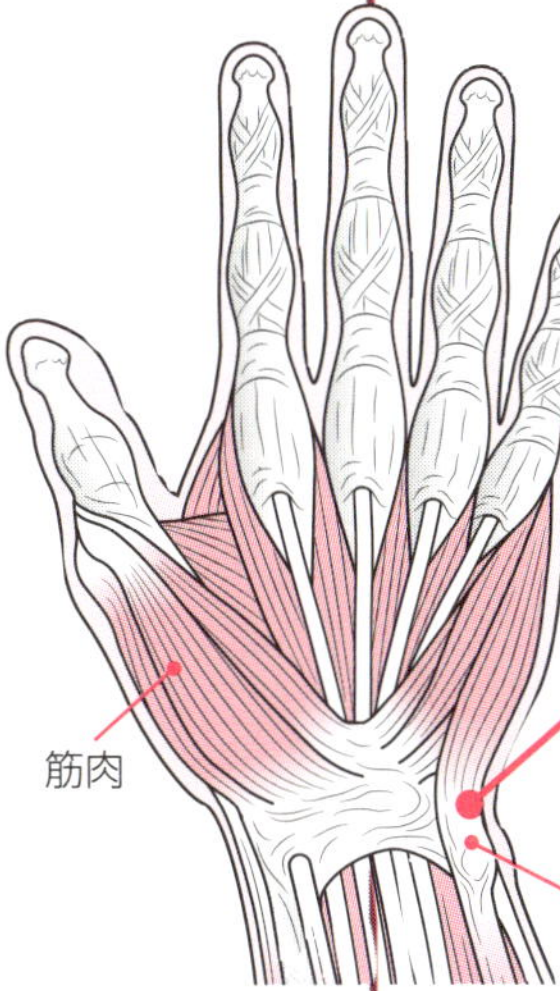
筋肉
腱

▼切れているかチェックしてみよう

手を軽く握った状態から、小指だけをまっすぐ伸ばしてみる。うまく伸びない場合は、小指の腱がすでに切れている可能性がある

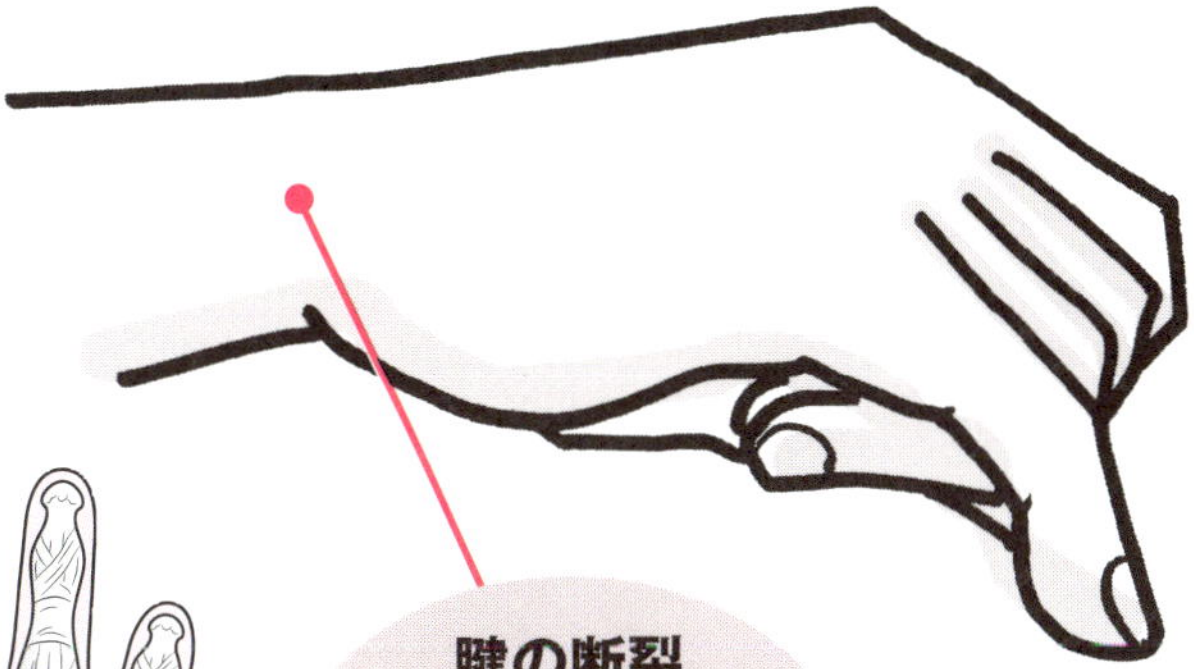
腱の断裂
筋肉と骨をつなぐ腱が擦り切れ、指が伸ばせなくなる

腱断裂が起きやすいのは、手首の小指側のくるぶし部分。まず小指の腱が擦り切れ、薬指、中指と順に断裂してしまうことも。切れた腱の数が多いほど手術がむずかしくなるので、１本でも切れたら手術したほうがよい

### 手には小さな関節、腱や靭帯がたくさんある

手の構造はとても複雑です。小さな骨や関節が多く、そのまわりをいくつもの腱や靭帯が取り巻いています。

関節の腫れが続いたり破壊されたりすると、周囲の腱や靭帯にも大きな影響が現れ、指の動きが悪くなるだけでなく、変形も生じやすくなります。軽度の変形なら適切な装具を使うことで矯正されることもありますが、変形が強まればそれもむずかしく、治すとしたら手術するしかありません。

### 変形を治すことで気持ちにも好影響

手指の繊細な動きは、手術をしても完全には取り戻せないこともあります。しかし、それぞれの状態に合わせた適切な方法で手術をすれば、格段に動かしやすくなるでしょう。「もう変形が気にならない」という気持ちの変化も、見逃せない効果といえます。

# 生活機能が格段にアップする可能性も

大きな関節の破壊が進むと、体全体の動きに影響し、日常生活にも重大な影響が及びがちです。破壊された関節を人工関節に置き換えることで、関節機能を取り戻しましょう。

## ひざの変形には

### 人工ひざ関節置換手術

- ひざ関節は、体重を支える重要な関節。破壊が進むと歩きにくく、痛みも強く出やすい
- 滑膜や損傷したひざ関節の骨の一部を取り除いて、人工のひざ関節に置き換える

▼手術後のひざのようす

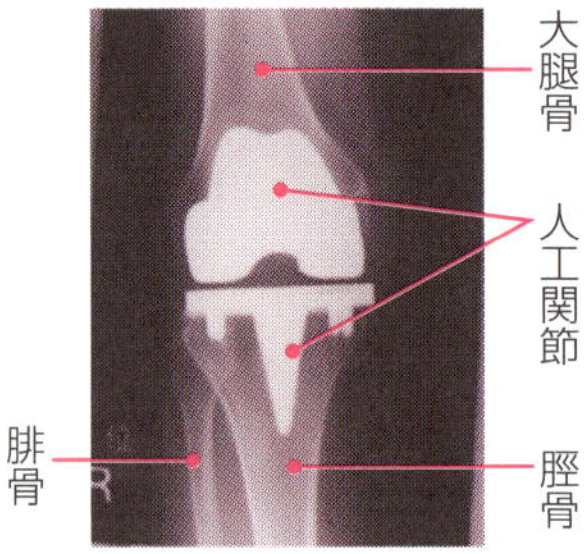


## 日常生活がしにくくなったら

ひざ関節や股関節は歩行に、肩やひじの関節は、腕を使うあらゆる動作にかかわる重要な関節です。損傷が激しい場合には、傷んだ関節を人工のものと交換する人工関節置換手術がすすめられます。

大きな関節はいずれも全身麻酔をかけて手術します。手術時間は1～2時間程度です。

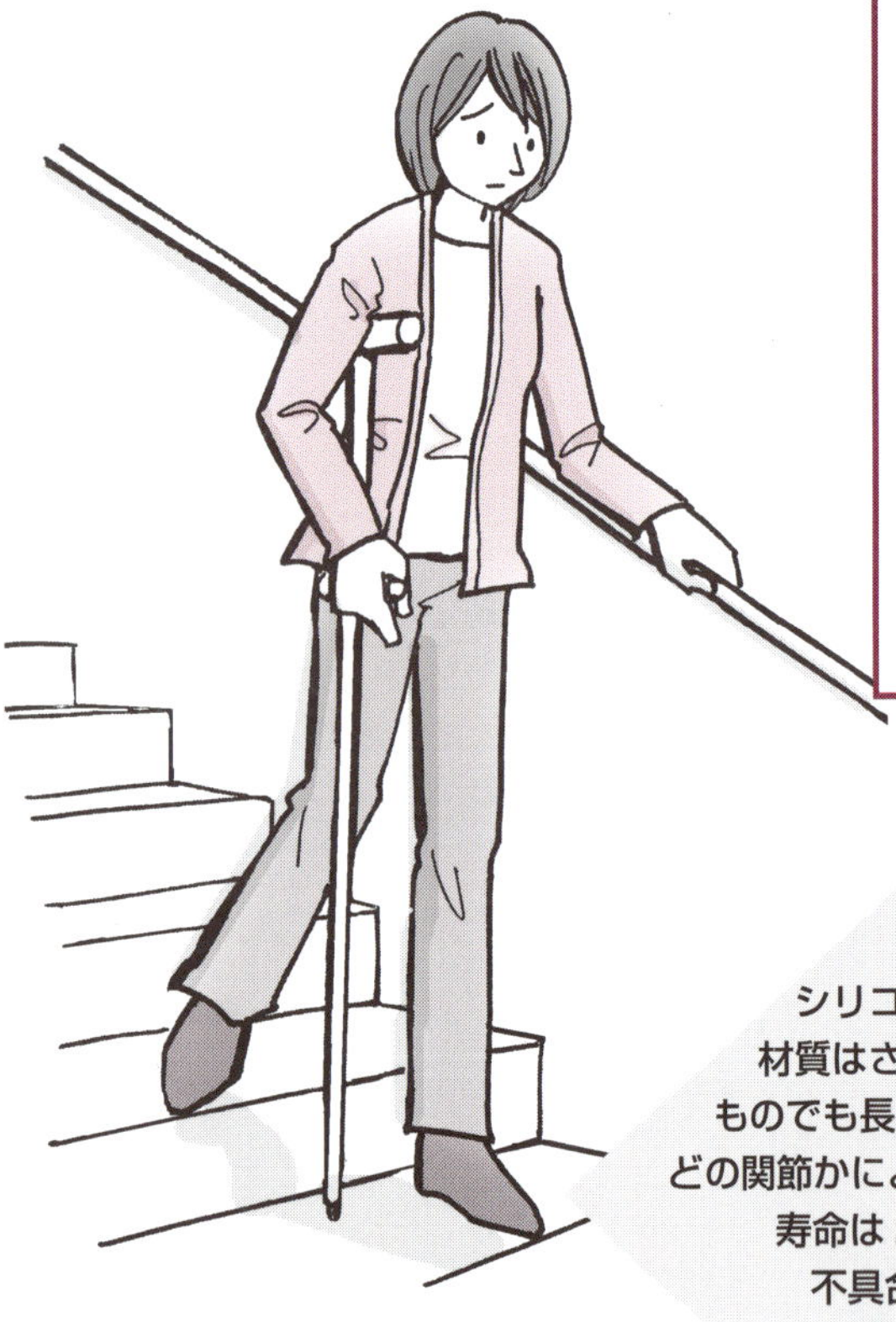

自分の足で歩くことがむずかしくなる前に、手術を受けることを考えよう

### 人工関節にも寿命はある

シリコン、金属など、人工関節の材質はさまざまですが、どんな材質のものでも長く使っていれば摩耗してきます。どの関節かによっても異なりますが、人工関節の寿命は20年程度といわれています。不具合が目立つようになったら、古い人工関節を抜き去り、新たなものを入れ直す再手術をおこなうことも可能です。

## 肩関節には

### 人工肩関節置換手術

- 関節リウマチでは比較的症状が出にくいが、変形が進むと腕が上げにくくなる
- 上腕骨の先端の丸い部分を人工骨頭に置き換える人工骨頭置換手術が一般的

▼手術後の肩のようす

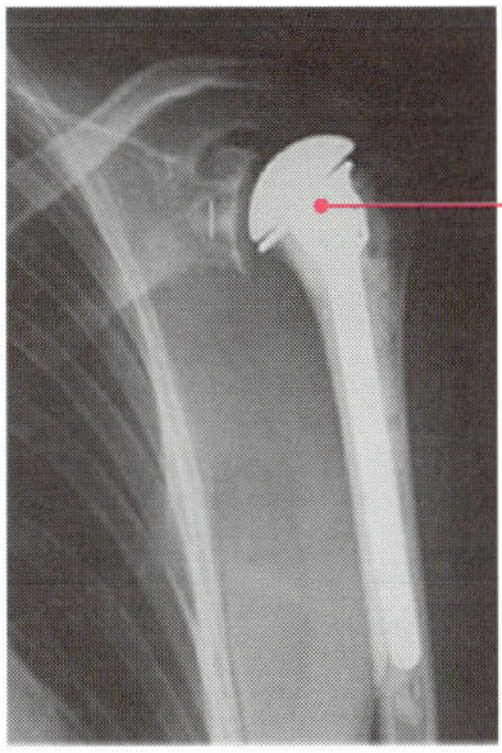


## ひじ関節には

### 人工ひじ関節置換手術

- ひじの関節の障害が進むと、腕の曲げ伸ばしだけでなく、手のひらを回すこともむずかしくなるため、手を使っておこなう日常生活のあらゆる動作に影響する
- 損傷したひじ関節の骨の一部を削り、人工ひじ関節を挿入する

▼手術後のひじのようす

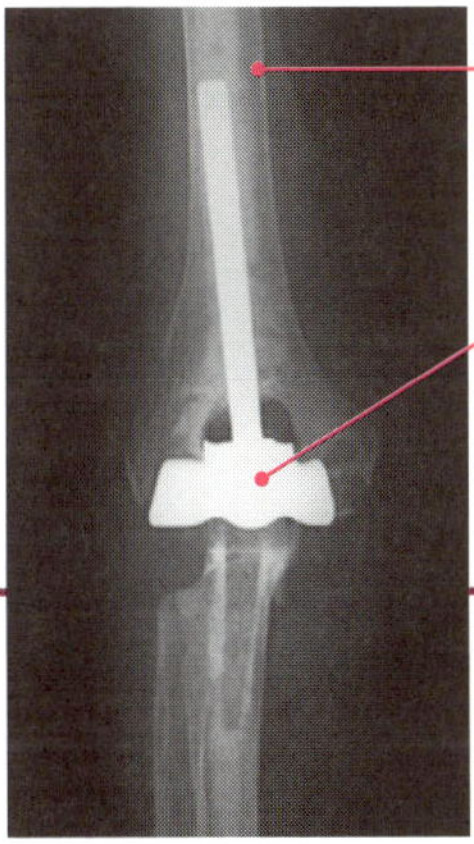


## 股関節

### 人工股関節置換手術

- 股関節は足の大腿骨と骨盤がかみ合うところ。体重を支える重要な関節で、破壊が進むと歩行時に強い痛みが生じる
- 滑膜や大腿骨の先端を取り除き、人工関節に置き換える

▼手術後の股関節のようす

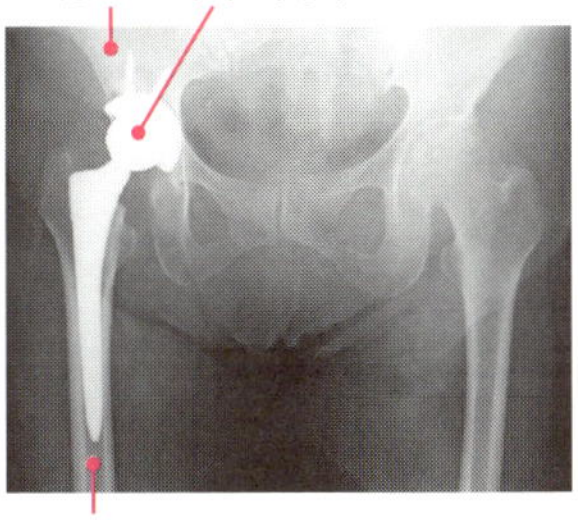


### 日常生活動作を取り戻す

歩くことがままならなくなると、全身状態の悪化につながる危険性もあります。ひざ関節や股関節の変形・破壊が進んでいるようなら早めに手術を検討しましょう。人工ひざ関節置換手術や、人工股関節手術は関節リウマチの手術のなかでは歴史も実績もある手術で、効果も高い治療法です。

肩関節、ひじ関節は、身のまわりのことをするときに欠かせない働きをしています。ひざ関節や股関節ほど一般的ではありませんが、手術は可能です。

傷んで機能がいちじるしく低下した関節を人工関節に置き換えることで、日常動作に不自由を感じることが少なくなり、暮らしやすさが格段にアップすることも期待できます。

手術のあとで

# リハビリ指導を受けてから日常生活へ

関節の手術を受けたからといって、すぐに破壊が進む前のような動きができるようになるわけではありません。あせらずじっくりリハビリに取り組み、機能回復をはかります。

## 手術のあとの注意点

手術後、回復までにかかる時間は関節の部位や手術の方法、患者さんの状態などによって大きく異なります。医師の指示に従って、リハビリに取り組んでください。

### 入院中

- ひざや股関節は早めにリハビリを始める
- ひじや肩は数日後からリハビリ開始
- 足指、手指の小さな関節は、むやみに負担をかけると変形が再発しやすい。慎重にリハビリを進める
- 固定術の場合は２週間程度のギプス固定が必要

### 退院後

- 定期的に通院。必要に応じてリハビリ指導を受ける
- 足の指は切った骨どうしが完全につくまでに８週間以上かかる。よいといわれるまでつま先立ちなど、指先に負担がかかる動作はさける
- 手の指はリハビリを続けるとともに関節保護を心がけ、変形の再発を防ぐ
（→71ページ）

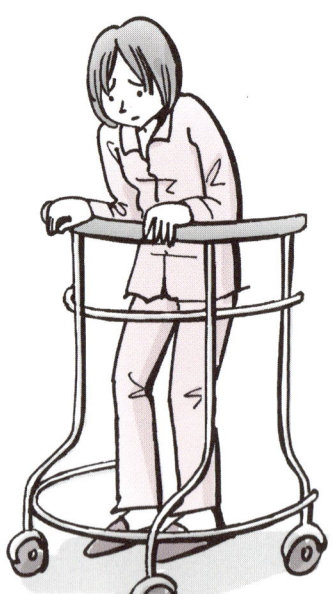

初めは歩行器を使って歩行訓練をすることも

### 徐々に回復するが数カ月間は慎重に

手術後の回復にはしばらく時間がかかります。手術の影響なく、通常の生活が送れるようになるまでには月単位の時間が必要です。

予想より時間がかかることがあるかもしれませんが、がんばってリハビリを続けていれば徐々に動きはよくなっていきますので、あせらないようにしましょう。

# 4

# リハビリテーションで動ける体を保つ

関節は運動のための器官です。
よく効く薬があっても、手術で関節をつくり直したとしても、
関節機能の回復・維持をはかるには
運動療法をはじめとしたリハビリテーションが欠かせません。
負担のかけすぎはさけたいところですが、
だからといって大事にしすぎるのもよくありません。
気負わずのんびり、できることを続けていきましょう。

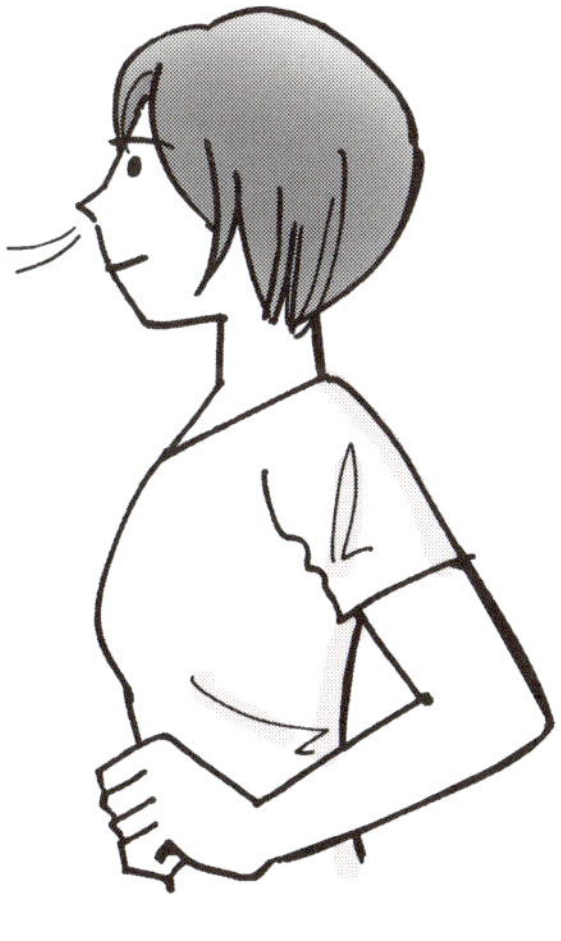

# 関節を守り、日常生活を過ごしやすくする

リハビリテーション（リハビリ）とは、体の機能を回復したり、維持したりするための取り組みのこと。関節の動きを取り戻し、暮らしやすさを高めるために必要なものです。

## 動きの悪さは筋力の低下も関係する

関節の腫れや痛みは、薬物療法で炎症を抑えることでかなりの程度、改善しますが、それでもなかなかゼロにはならないこともあります。腫れや痛みはそれ自体、関節の動きを悪くしますし、長引けば関節の変形・破壊による機能低下も心配です。

さらに関節症状が筋肉に悪影響を及ぼし、動きにくさを助長しがちです。痛みのために筋肉がギュッと縮こまってかたくなったり、「痛いから」とじっとしているうちに筋力が低下したりして、ますます関節は動かしにくくなってしまうのです。適切なリハビリを続けることが大切です。

### 動ける体を保つために

関節リウマチのリハビリのポイントは右の３つです。関節に無理な負担をかけないだけでなく、正常な筋肉の状態を維持するための取り組みも必要です。

関節に負担をかけすぎない

関節を固まらせない

関節を支える筋力をつける

そのためには

**暮らしのなかでの心がけ**
関節に無理な負担をかけない姿勢・動作を心がける

**適切な運動・体操**
関節を動かすための筋力強化をはかる

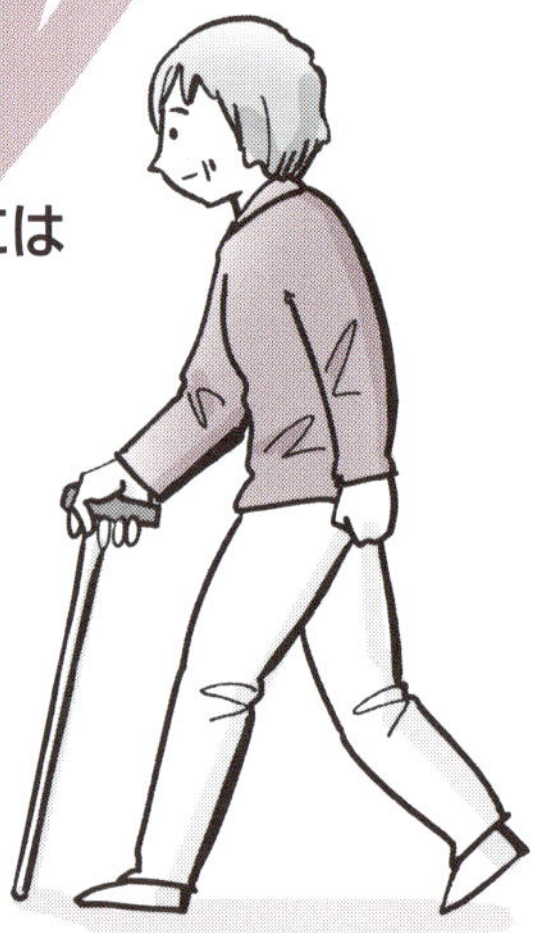

## リハビリの方法はいろいろ

リハビリと聞くと、体を動かして鍛える運動療法をイメージする人も多いかもしれません。しかし、関節リウマチのリハビリ内容は多岐にわたります。関節症状が強いときには無理な運動は控え、関節の保護を中心に考えていくこともあります。

### リハビリを続けると病状自体の改善も

リハビリは身体機能の回復につながるだけでなく、関節リウマチの病状自体を改善する可能性もあります。少し古い調査ですが、リハビリ指導を受けていた患者さんはリハビリなしの患者さんにくらべ、炎症を示すCRPの値が低下しやすいことが確かめられているのです。

現在、炎症反応自体は薬物療法で十分に抑えられるようになっています。しかし、リハビリへの取り組みは、病勢を鎮める一助になると期待できます。

▼リハビリ実施の有無と関節リウマチの改善度（IORRA 調査による）

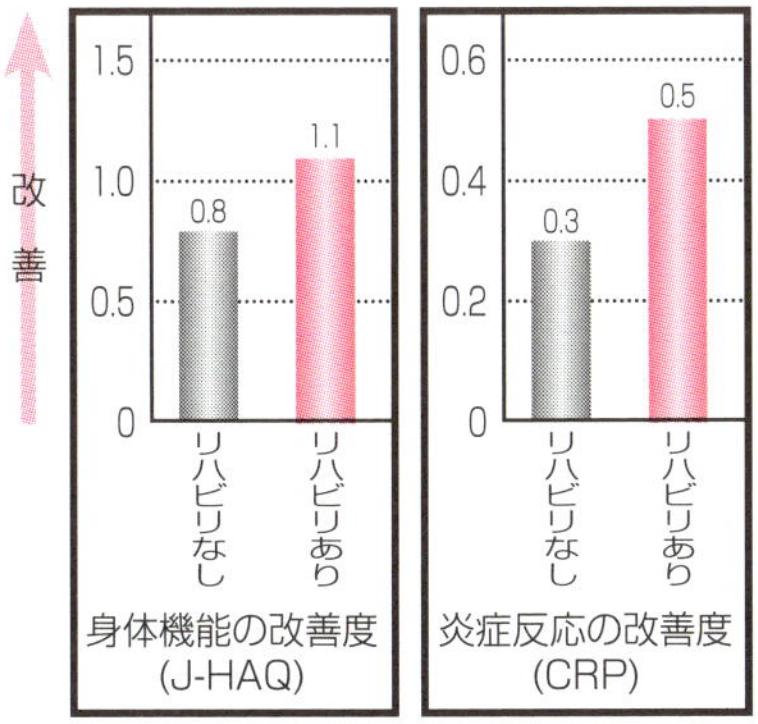


## 運動/体操で身体機能を回復する

- 適切な運動療法の内容は人それぞれ。専門家の指導を受けるのが安心
- 関節の腫れや痛みがほとんどなければ、自宅でできる体操を続けるのもよい

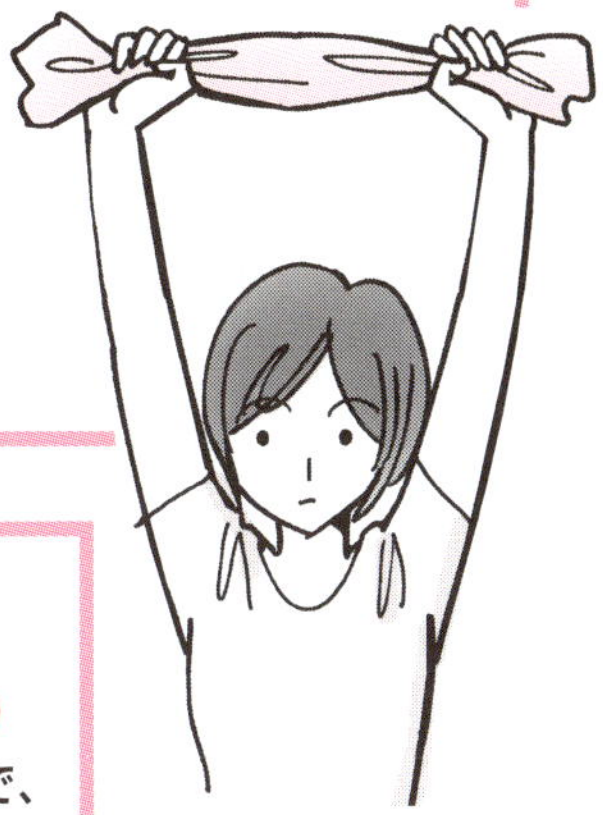

## 温めたり冷やしたりして痛みをやわらげる

- リハビリテーション科などで、温熱療法・冷却療法をおこなうことがある
- 朝のこわばりをほぐすために、患部を温めるのもリハビリの一種（→80 ページ）

## 必要に応じて適切な装具を使う

- 関節の変形が進んでいるときには、適切な装具を用いることで過ごしやすくなることがある
- 装具はオーダーメイドが基本。リハビリテーション科などで相談する

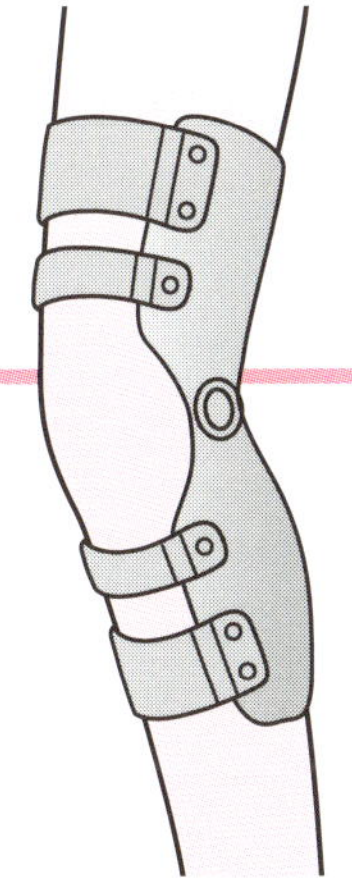


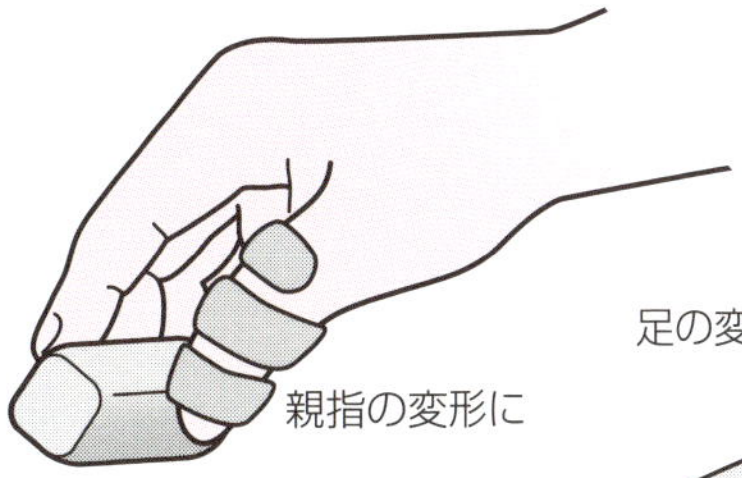


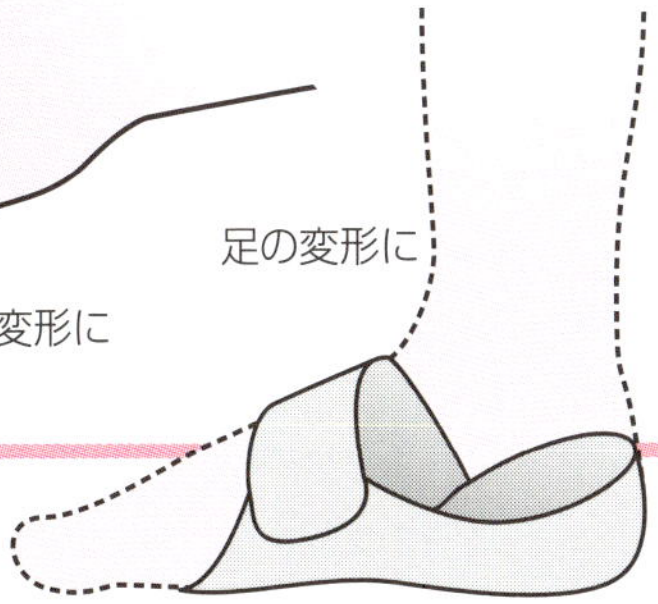

チェックしてみよう

# あなたの「暮らしやすさ」はどれくらい？

生活の不自由さを改善することは、関節リウマチ治療の重要な目標のひとつです。自分の「暮らしやすさ」の現状をしっかり把握したうえで、リハビリに取り組みましょう。

## 定期的にはかれば変化がわかる

「生活の不自由さ」をはかる指標はいろいろあります。ここで紹介するJ-HAQもそのひとつ。定期的にチェックしておくと、変化が実感しやすいでしょう。

**J-HAQ**

身体的な機能障害の程度を評価するための質問票。アメリカで開発されたHAQ(Health Assessment Questionnaire)を日本人の生活に合わせて改良したもの。現状の把握、治療効果の確認のために、広く使われている

| | この1週間の日常生活で、それぞれの質問に当てはまるところに1つだけ、○をつけてください。 | なんの困難もなくできる(0点) | 少し困難だができる(1点) | かなり困難だができる(2点) | まったくできない(3点) |
|---|---|---|---|---|---|
| ⑤衛生 | 体を洗い、タオルで拭くことができますか? | | | | |
| | 浴槽につかることができますか？ | | | | |
| | 洋式トイレに座ったり立ったりできますか? | | | | |
| ⑥届く範囲 | 頭上の棚に2リットル入りのペットボトルがあった場合、それを下におろせますか? | | | | |
| | 腰を曲げて床にある衣服を拾い上げられますか? | | | | |
| ⑦握力 | 自動車のドアを開けられますか? | | | | |
| | 広口ビンのふたを開けられますか?（すでに一度開けてあるもの） | | | | |
| | 回転式の蛇口を開閉できますか? | | | | |
| ⑧家事や雑用 | 用事や買い物に出かけることができますか? | | | | |
| | 自動車の乗り降りができますか? | | | | |
| | 掃除機をかけたり、庭仕事などの家事ができますか? | | | | |

●上記の⑤〜⑧の動作の手助けとなるような器具や自助具を日常的に使っていたら、当てはまるものにいくつでも○をつけてください。

1. 浴槽の椅子　2. 浴槽の手すり　3. 便座を高くした　4. トイレ内の手すり
5. 孫の手状の継ぎ手（マジックハンド）　6. ビンの口を開ける器具

●上記の⑤〜⑧の動作をするのに他人の手助けが必要であれば、当てはまるものにいくつでも○をつけてください。

5. 衛生　6. 届く範囲　7. 握力　8. 家事や雑用

(Matsuda Y et al.; Arthritis Rheum. 2003 Dec 15;49(6):784-8.)

## J-HAQのスコアを ゼロに近づけよう

健康なときには、とくに意識することもなくあたりまえのようにできていた日常動作も、関節の症状があると簡単にはできなくなることがあります。苦労しないとできない、器具・自助具や人の手を借りないとできないことが増えるほど、身体機能障害の程度は高いといえます。

薬物療法の進展により、身体機能障害の程度は年々軽くなっている傾向がみられます（↓下図）。J-HAQのスコアを限りなくゼロに近づけるには、しっかり薬物療法を続けるとともに、リハビリで「動ける体」の維持・回復をはかることが大切です。

**▼ J-HAQ の平均値の移り変わり**

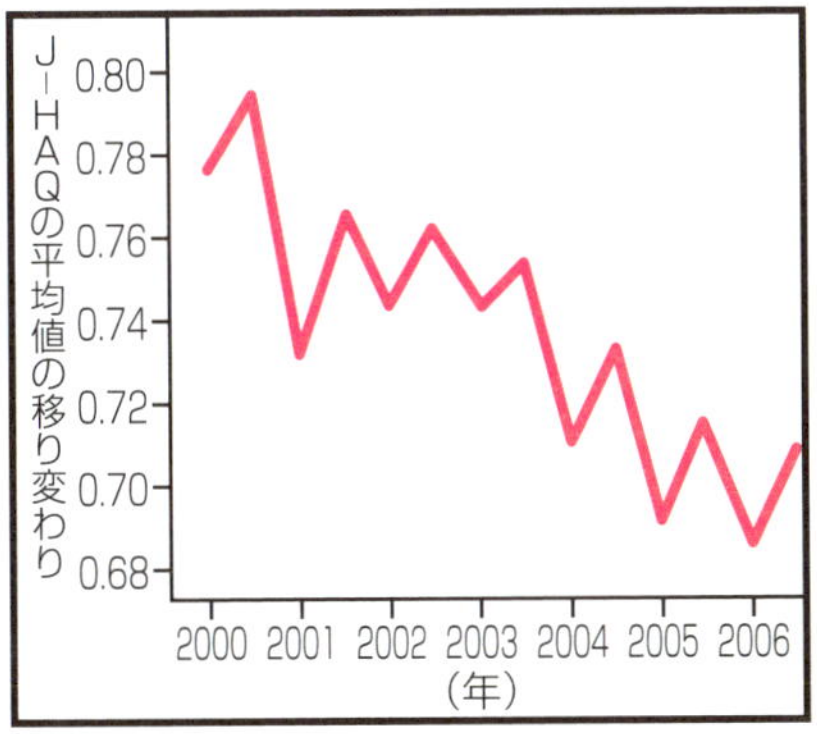


（IORRA 調査による）

## J-HAQスコアの算出方法

$$\text{J-HAQスコア} = \frac{\text{①〜⑧のカテゴリーのなかの最高点の合計}}{\text{回答したカテゴリーの数（最大8）}}$$

- ●各カテゴリーの回答のうち最高点の平均を J-HAQ スコアとする
- ●回答した最高点が 2 点未満でも、動作の手助けになるような器具や自助具を日常的に使っていたり、他人の手助けが必要だったりする場合、その動作が含まれるカテゴリーの最高点は 2 点とする

**▼関節の痛みや障害のために、日常生活がどの程度、制限されているかをお教えください。**

| この1週間の日常生活で、それぞれの質問に当てはまるところに1つだけ、○をつけてください。 | | なんの困難もなくできる（0点） | 少し困難だができる（1点） | かなり困難だができる（2点） | まったくできない（3点） |
|---|---|---|---|---|---|
| ①衣服の着脱と身支度 | 靴ひもを結び、ボタンかけも含め自分で身支度ができますか? | | | | |
| | 自分で洗髪ができますか? | | | | |
| ②起立 | 椅子（ひじかけがなく背もたれが垂直）から立ち上がれますか? | | | | |
| | ベッドまたはふとんからの就寝、起床の動作ができますか?（日常使っている寝具につきお答えください） | | | | |
| ③食事 | お箸を使ってごはんを口に運べますか? | | | | |
| | いっぱい水の入ったコップを口元まで運べますか? | | | | |
| | 新しい牛乳の紙パックの口を開けることができますか? | | | | |
| ④歩行 | 戸外の平坦な道を歩けますか? | | | | |
| | 階段を5段上がれますか? | | | | |

●上記の①〜④の動作の手助けとなるような器具や自助具を日常的に使っていたら、当てはまるものにいくつでも○をつけてください。

1. 身支度に使う器具（ボタン通し、ジッパーをかけるひもなど） 2. 特殊な椅子
3. 特別な器具、自助具 4. ステッキ 5. 松葉杖 6. 歩行器 7. 車椅子

●上記の①〜④の動作をするのに他人の手助けが必要であれば、当てはまるものにいくつでも○をつけてください。

1. 衣服の着脱と身支度 2. 起立 3. 食事 4. 歩行

関節の保護

# ふだんの姿勢やなにげない動作を見直そう

関節への過度な負担は、関節の変形を進める要因のひとつになります。たとえ自覚症状が軽くても、日頃から関節に負担のかからない姿勢や動作を心がけることは大切です。

## 関節への過度な負担は変形を進める一因に

痛みが強いときは、患者さんは無意識のうちになるべく痛みがでない姿勢や動作をとっていることが多いもの。けれど症状が軽くなってくると、そうした心がけが薄らいでしまうこともあります。

関節の変形は関節リウマチによるものだけではありません。年齢とともに増えていく変形性関節症が伴うこともあります。

関節に過度な負担をかけていないか見直し、修正していくことが必要です。

### よい姿勢は関節の負担が軽い

背中を丸めた姿勢は楽なようですが、特定の部位に負担がかかって疲れやすくなります。姿勢を正して過ごすことで関節への負担を減らすとともに、体力の消耗を防ぎましょう。

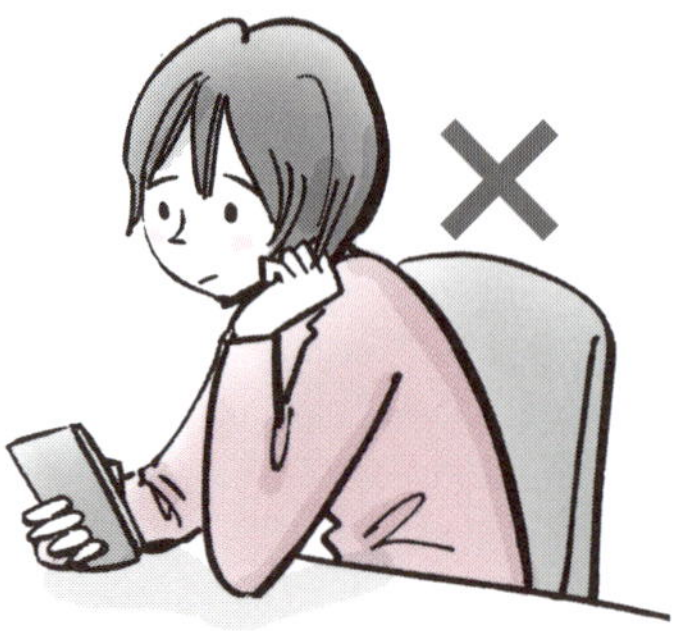

ほお杖をついた状態で長時間過ごさない。手首の関節にも首の関節にも負担がかかる

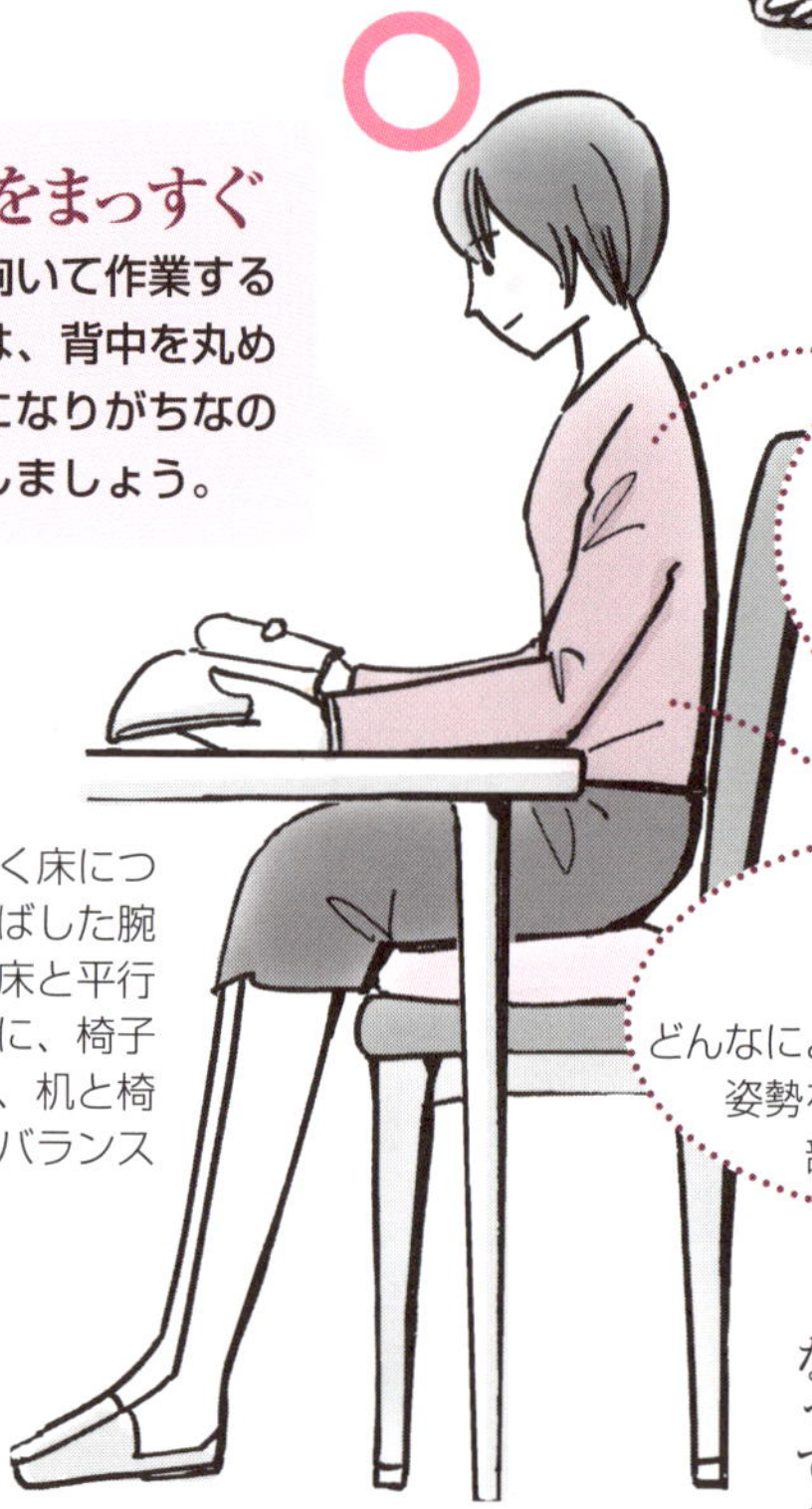

**背筋をまっすぐ**

下を向いて作業するときには、背中を丸めた姿勢になりがちなので注意しましょう。

**体重を増やさない**

肥満は股関節やひざ関節、足の関節の大きな負担になる。適正体重を保とう（→87ページ）

**同じ姿勢は長く続けない**

どんなによい姿勢でも、長時間、同じ姿勢を保とうとすると特定の部位への負担が増す

足が無理なく床につき、机に伸ばした腕が無理なく床と平行を保つように、椅子や机の高さ、机と椅子の高さのバランスを見直す

## 小さな関節より大きな関節を活用

変形が生じやすい手指・手首の関節など、小さな関節への負担はできるだけ減らします。

### 荷物を持つとき

指先だけで持とうとすると、手指の関節に過重な負担がかかります。

×

持ち手を指先にかけない。腕にかけるのもひじの負担になる

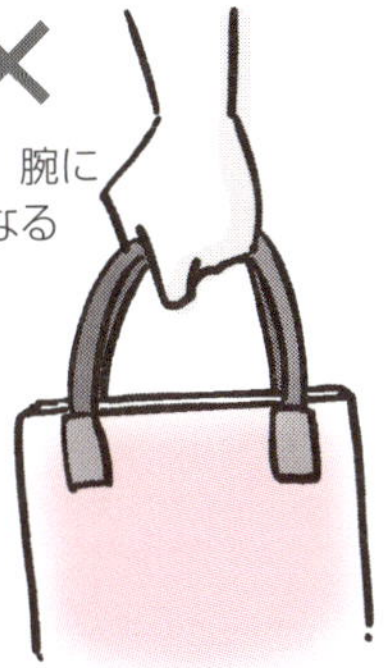

持ち手は肩にかける

○

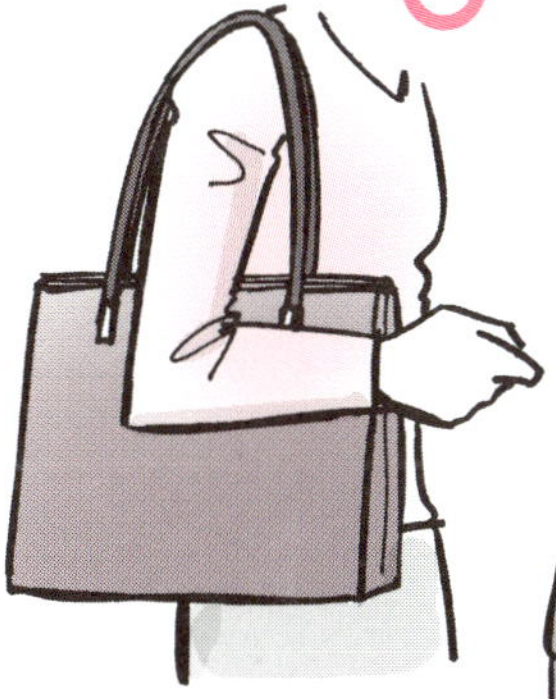

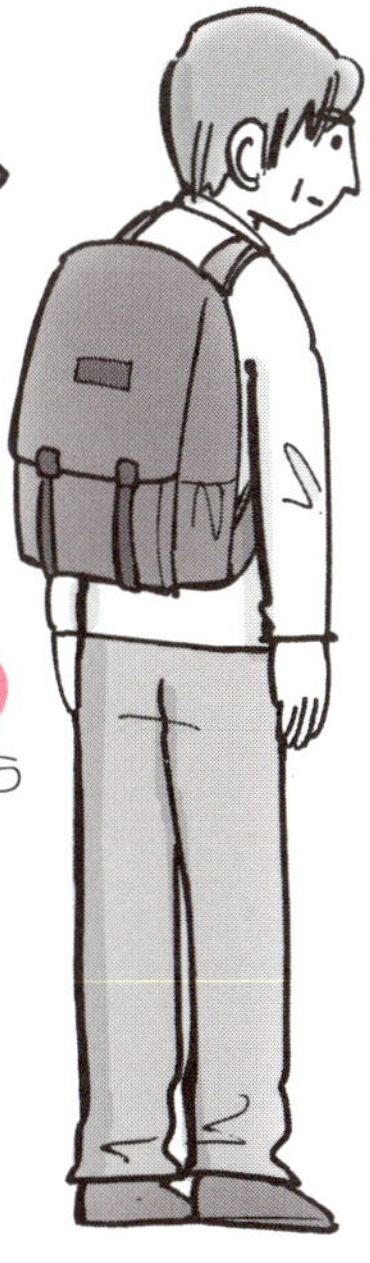

○

重い荷物は背負うようにする

### 立ち上がり

椅子からの立ち上がりの補助は、手首の関節に負担がかからないようにします。

×

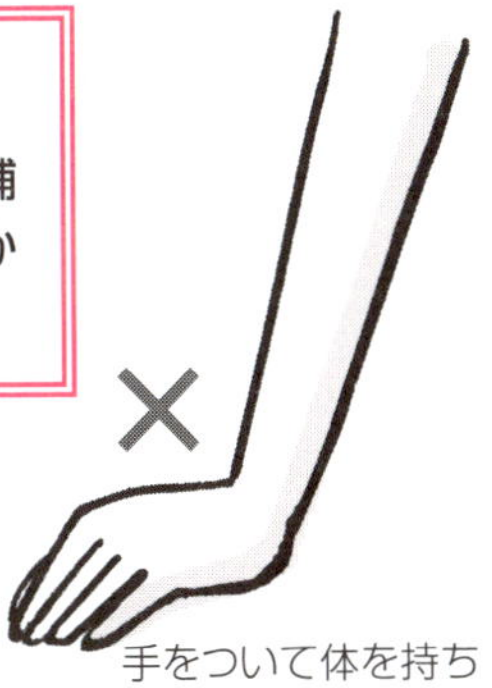

手をついて体を持ち上げようとすると手首に負担がかかる

○

前腕全体で体重を支えるようにする

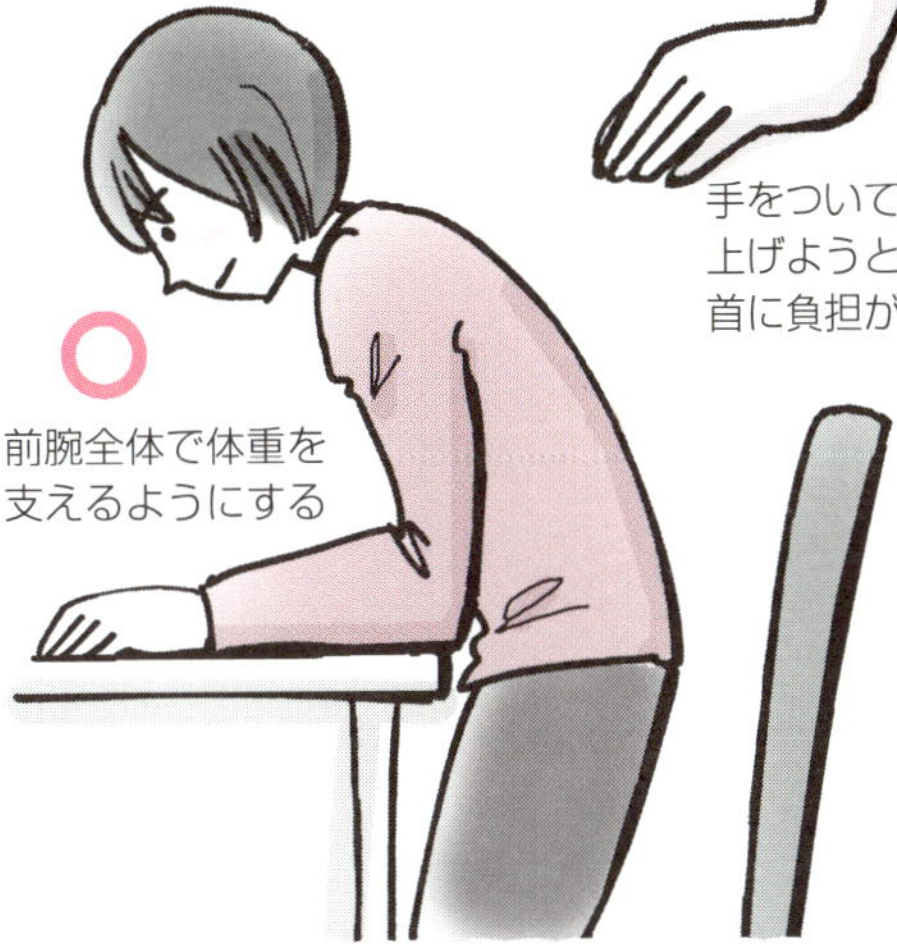

### 持ち上げる動作

片手ではなく両手で支えるようにするのが基本です。

○

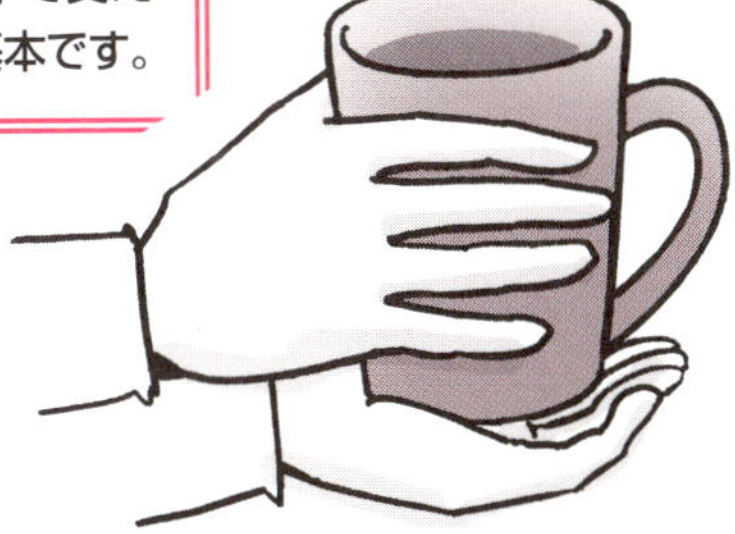

マグカップ、ジョッキなどは、持ち手ではなく本体を持ち、底にもう一方の手を当てて支えるようにすると指の負担が軽くなる

○

フライパン、片手鍋などは、片手ではなく両方の手で持ち上げるようにする

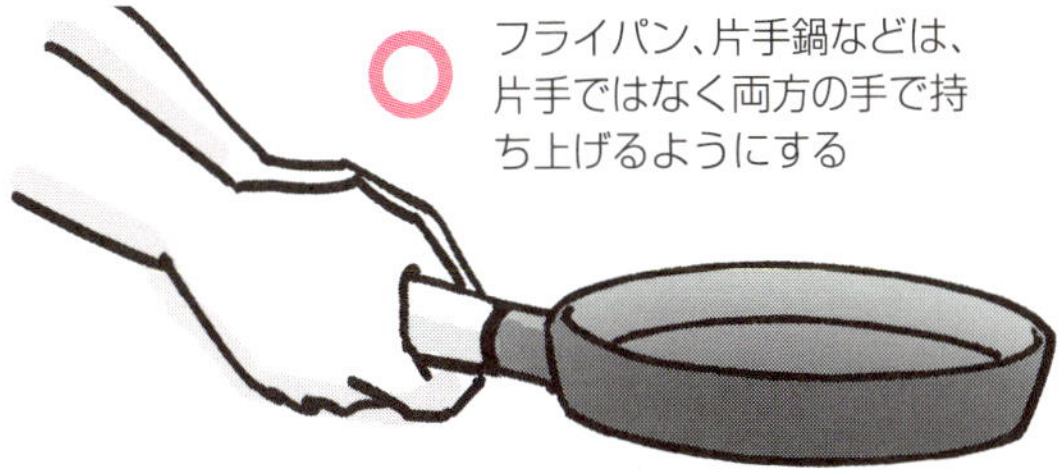

# 身のまわりのことはできるだけ自分でしょう

日常的な生活動作をできるだけ自分の力だけでやり続けることも立派なリハビリです。生活環境を少し見直すなどの工夫で、自分でできることを減らさないようにしましょう。

## 改造ポイントは段差の解消と手すりの設置

人の力を借りず、安全に行動できるようにするには、室内環境の見直しが役立ちます。住宅の改造は、介護保険などの公的な制度を利用できる場合もあるので、該当する人は検討してみましょう。

### 手すりで立ち上がり、移動を補助

廊下、階段などの移動空間や、風呂場、トイレなど、立ち座りの動作が多くなる空間には手すりを設置するとよいでしょう。

立ち上がりの動作を伴うところにはL字型手すりが向く

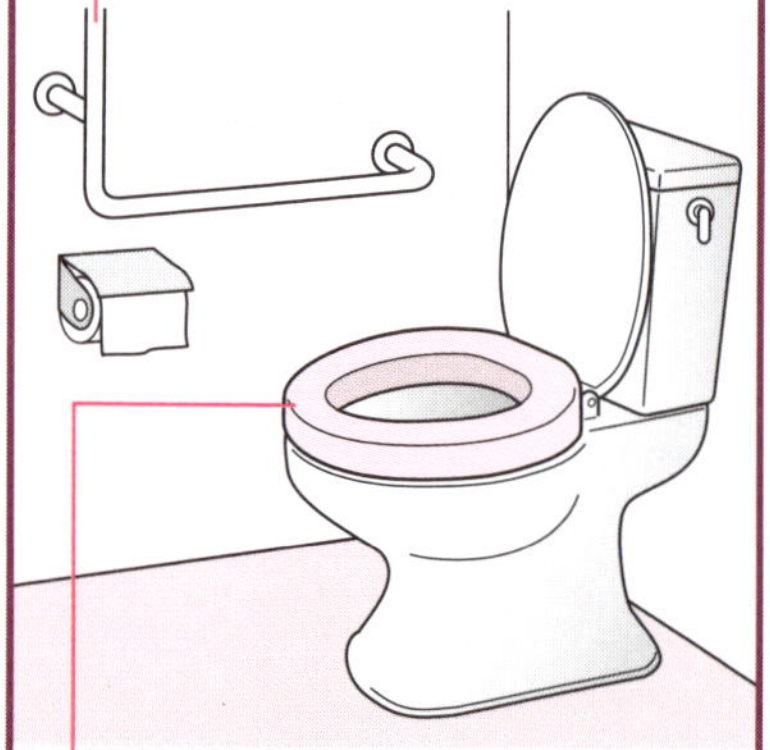

便座が低すぎると立ち上がりに苦労することがある。既存の便座にのせて座面を高くする補高便座を利用するとよい

### スロープで段差解消

室内のちょっとした段差が転倒のもとになることも。傾斜のついた板や専用の道具などを使ってスロープにするとつまずきにくくなります。

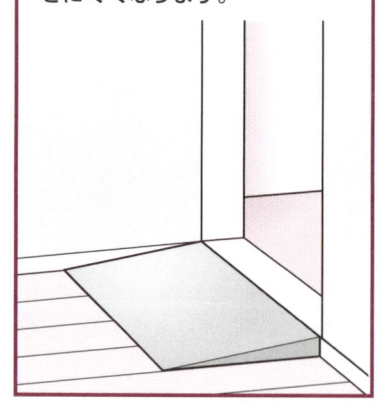

### 自助具に頼りすぎない

遠くのもの、高いところのものを引き寄せたりするのに便利なリーチャー（マジックハンド）をはじめ、関節を動かせる範囲が狭まっている人のために、さまざまな自助具があります。日常動作が楽にできるという意味では役立ちますが、リハビリにつながる動きを減らしてしまう面もあります。身のまわりのことは、できるだけ自力でするようにしましょう。

## 多少は不自由でも自分で続けることが大切

関節の炎症による痛みが強い時期や、関節の変形が進んでいる人は、日常生活で不自由を感じるこ

## 家事動作もリハビリの一環

家事は毎日のことだけに負担を感じることも多いでしょうが、続けることがよいリハビリにもなります。減らせる負担は減らしながら、前向きに取り組んでいきましょう。

### 炊事

台所仕事は立ちっぱなしになりがち。体力を消耗しすぎないようにしましょう。

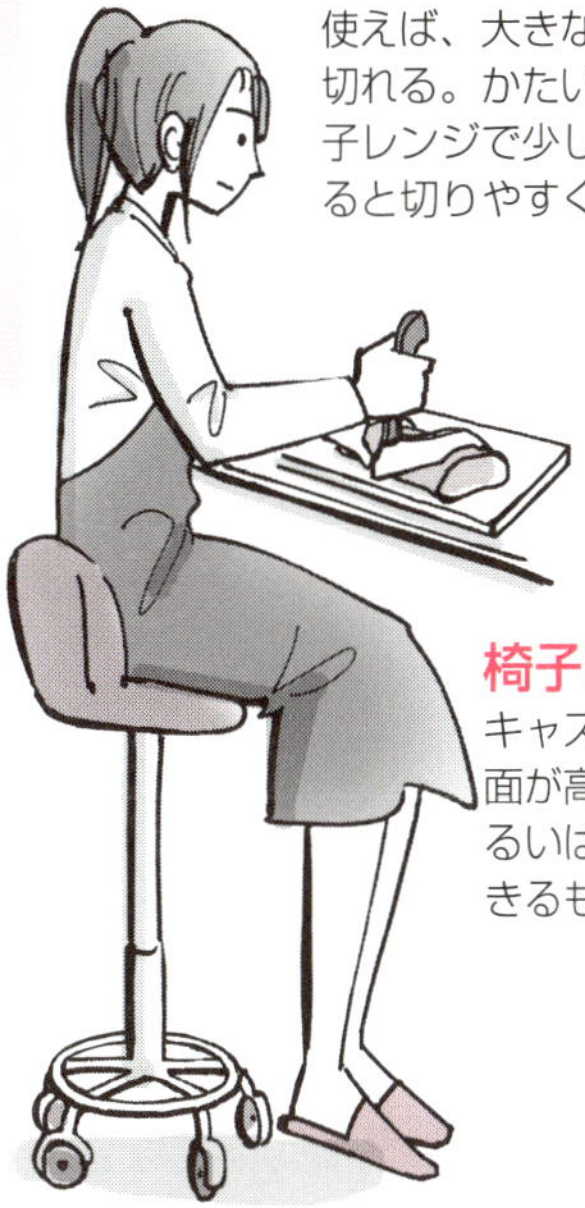

#### よけいな力を使わない

柄の角度を調節できる包丁を使えば、大きな力を入れずに切れる。かたい野菜などは電子レンジで少しやわらかくすると切りやすくなる

#### 椅子を利用する

キャスターつきで座面が高めのもの、あるいは高さ調節ができるものがよい

### 掃除・片づけ

掃除の手間は、ものの置き場所・収納のしかたで大きくかわります。

- ものの置き場所を決めて、使ったら必ず戻す。よく使うものは手が届きやすいところに
- 掃除機は扱いやすいものに
- 床のぞうきんがけは重労働。柄の長いモップなどを使う

### 洗濯

洗濯そのものは機械におまかせ。問題になりやすいのは干す動作です。

#### 竿の高さを見直す

物干し竿の位置が高すぎてつらいようなら、位置を下げて届きやすくする

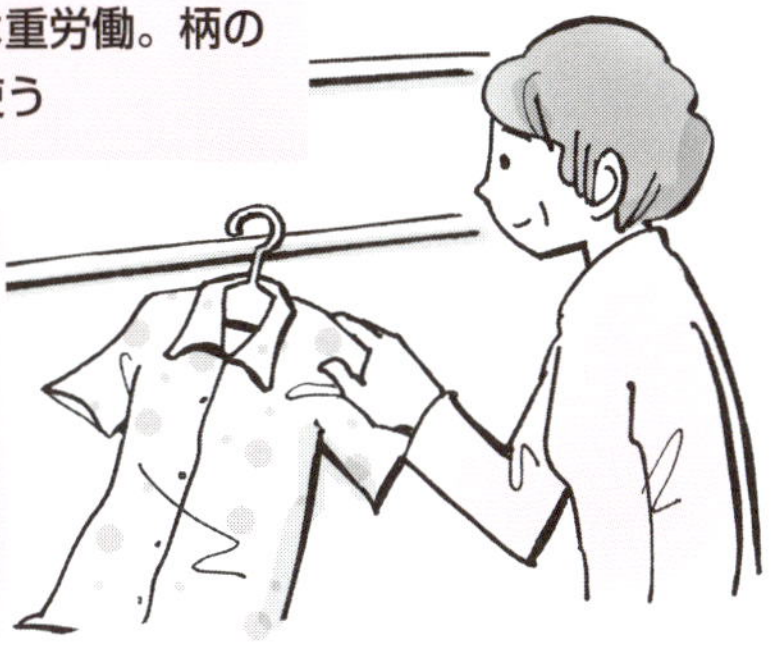

#### ふきん絞りは蛇口を利用

蛇口に巻き付けて少しずつ絞っていくと、手首をひねらずにすむ

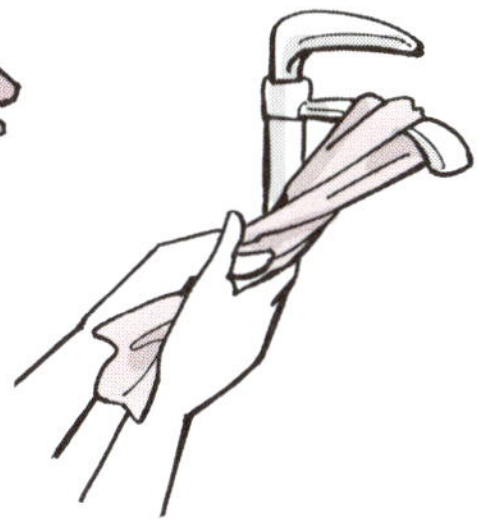

とが少なくないでしょう。痛みや変形を強めるようなことはしないほうがよいのですが、体はある程度使い続けていないと、ますます動きが悪くなってしまいます。

多少は不自由でも、自分の力で日常生活動作をおこなっていくことが、結果的には動ける体の維持につながります。無理しすぎない、しかし楽もしすぎないことを心がけて生活しましょう。

### 電化製品を利用してほどほどに済ませる

すべて自力で完璧にこなそうとすると、家事はたいへんな重労働です。「できるだけ自分で」といっても限度があります。日頃、負担が大きいと感じていることは、電化製品に任せてしまうのもよいでしょう。

フードプロセッサーなどを使えば調理の手間が省けることもあります。食洗機の導入で食事の後片付けはだいぶ楽になりますし、全自動洗濯乾燥機を使えば、洗濯物を干す手間が省けます。

**運動療法**

# 痛みがやわらいだら無理のない範囲で実行

無理は禁物ですが、必要以上にじっとしているのも問題です。症状が落ち着いているようなら、もう少し積極的な運動で、関節の動きを保つことにも取り組みましょう。

## 運動を始める前に

関節リウマチに対する運動療法は、慎重に進めていかなければなりません。過度な運動がかえって関節の状態を悪くしてしまうおそれもあるからです。

### 関節がひどく腫れて熱をもっているときはしない

リウマチの活動性が高いときには、関節の保護を第一に考えます。運動量、活動量を増やそうとせず、薬物療法の効果が現れるのを待ちましょう。

### 運動指導があれば、それを優先する

関節リウマチの治療を受けている医療機関で、医師や理学療法士などからの指導があれば、その内容にしたがってください。

### 体操は勢いをつけず、ゆっくりした動きで

症状がひどくなければ、自宅で安全にできる体操を続けましょう。関節に負担をかけすぎず、筋肉を鍛えるには、できるだけゆっくり時間をかけて体を動かすことが有効です。

運動や体操をしたあと、翌日まで疲れが残ったり、関節の痛みや腫れがひどくなったりするようならやりすぎ。少し休み、量を減らして再開する

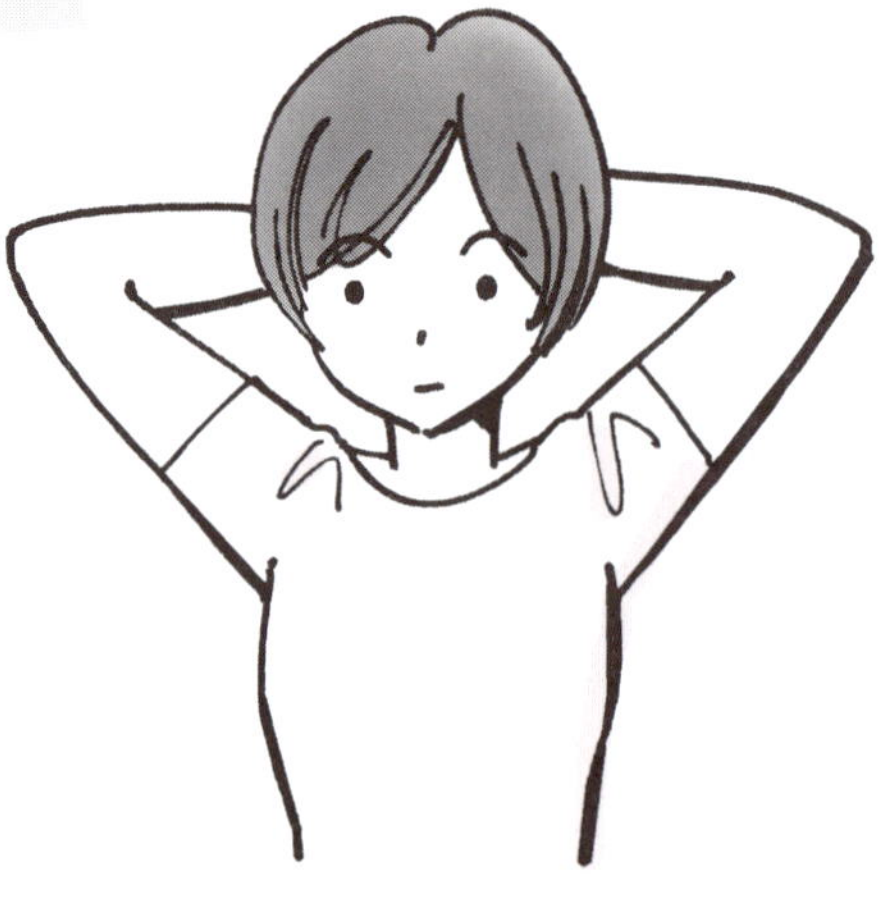

リハビリ体操の例は 76〜79 ページ

### 体は使わなければ衰えていく

関節リウマチの運動療法は、関節の可動域、つまり関節を動かせる範囲を狭めないこと、関節を動かす筋肉の力を衰えさせないことを目的におこなわれます。医療機

## 全身を動かすことを心がけよう

病気の勢いがあるときには、どうしても活動量が減ってしまいがち。動かない日が続けば、身体機能の悪化も心配です。症状が落ち着いてきたら、意識的に体を動かすようにしましょう。

## 日々の生活のなかで歩くのも運動になる

まずは無理せず、日常生活のなかで活動量を増やしていきましょう。通勤や買い物、散歩などに歩いて出かけるだけでも運動になります。

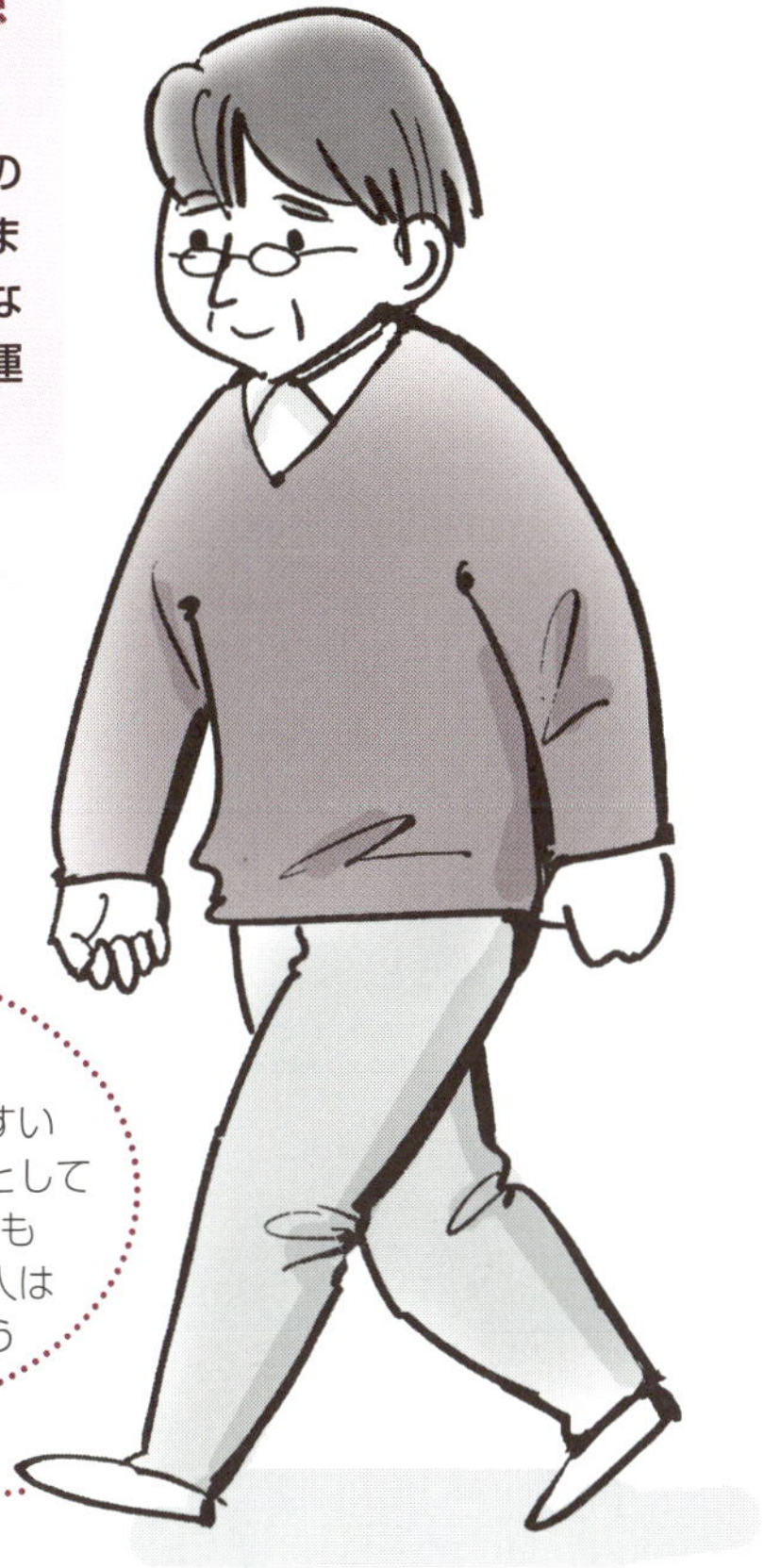

## 寛解が続けばいろいろなスポーツもできる

炎症がほぼ完全に治まっているのであれば、テニスやゴルフ、ジョギングなどのスポーツもとくに制限することはありません。ただし、疲れすぎ、ケガには十分に注意しましょう。

### 靴に注意

足の関節は症状が出やすい部位のひとつ。靴は装具として処方を受けられることもあるので、悩みがある人は医師に相談してみよう

## 水中ウォーキングは関節に負担のかからない全身運動

水の中は浮力が働くので関節にかかる力は減る一方で、水の抵抗を受けながらの運動になるので、筋肉を効率的に鍛えることができます。

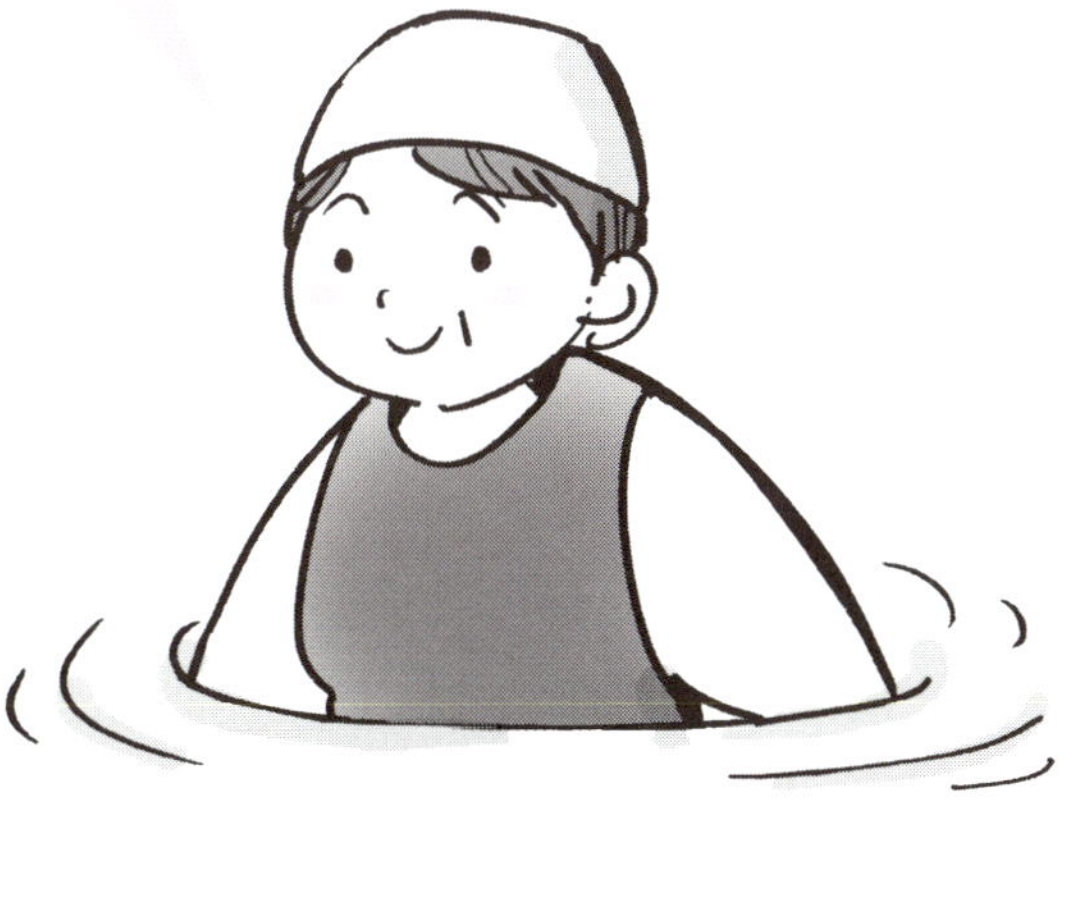

関で指導が受けられることもありますが、自宅で毎日続けることで効果は高まります。関節を動かせるところまで最大限に動かす体操を、日々の暮らしのなかに取り入れるとよいでしょう。

健康維持という面では、全身を動かす運動も続けたいところです。体は使わなければ衰えてしまいます。無理のない範囲で、楽しみながら取り組みましょう。

やってみよう！

## 座ってできるリハビリ体操

それぞれ5〜10回を目安にくり返します。呼吸を止めずに、ゆっくり息をしながら動かすようにしましょう。

### 1 胸を大きく開いて閉じて深呼吸

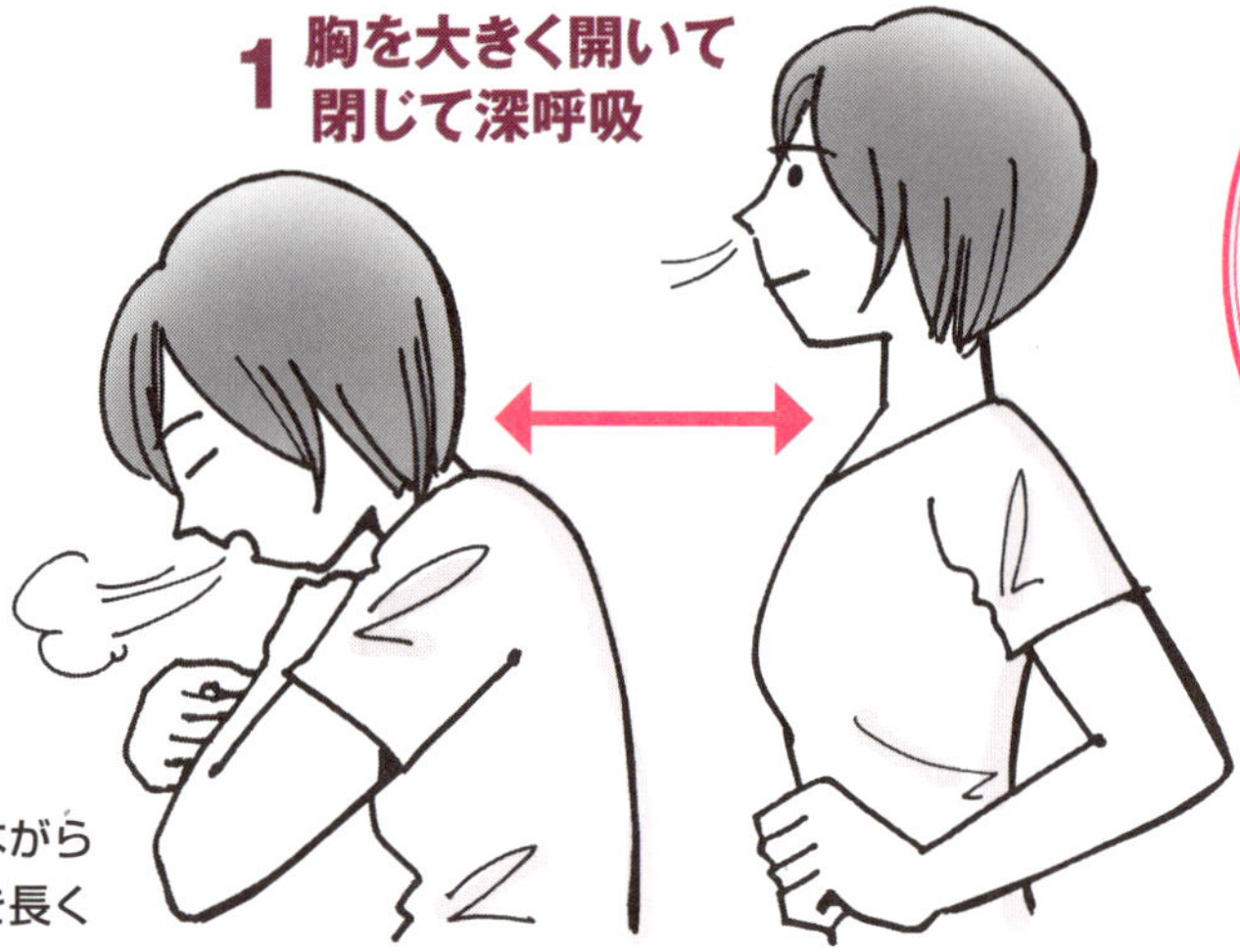

肩を丸めながら口から息を長く吐く

肩を反らし、胸を大きくふくらませながら鼻からゆっくり息を吸う

### 2 首を左右に向ける

ゆっくりねじれるところまで。反対側も同様に

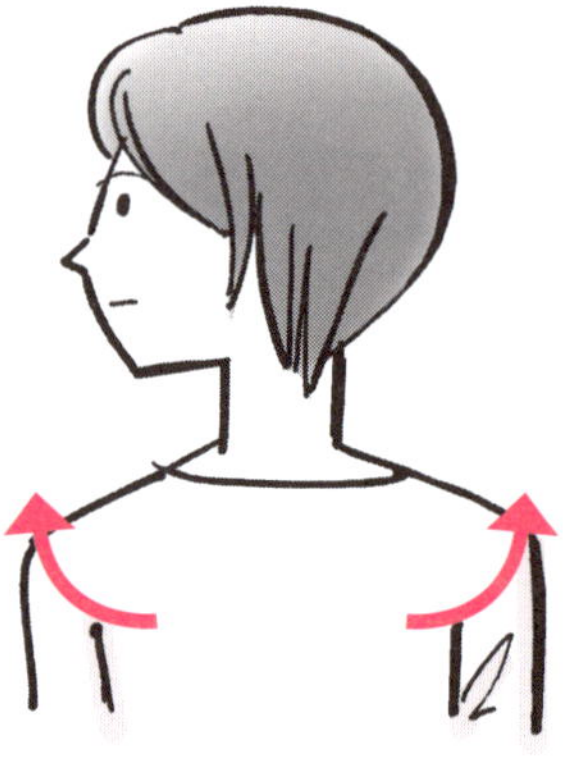

### 3 上体を左右にひねる

座ったまま後ろを向くように体をひねる。反対側も同様に

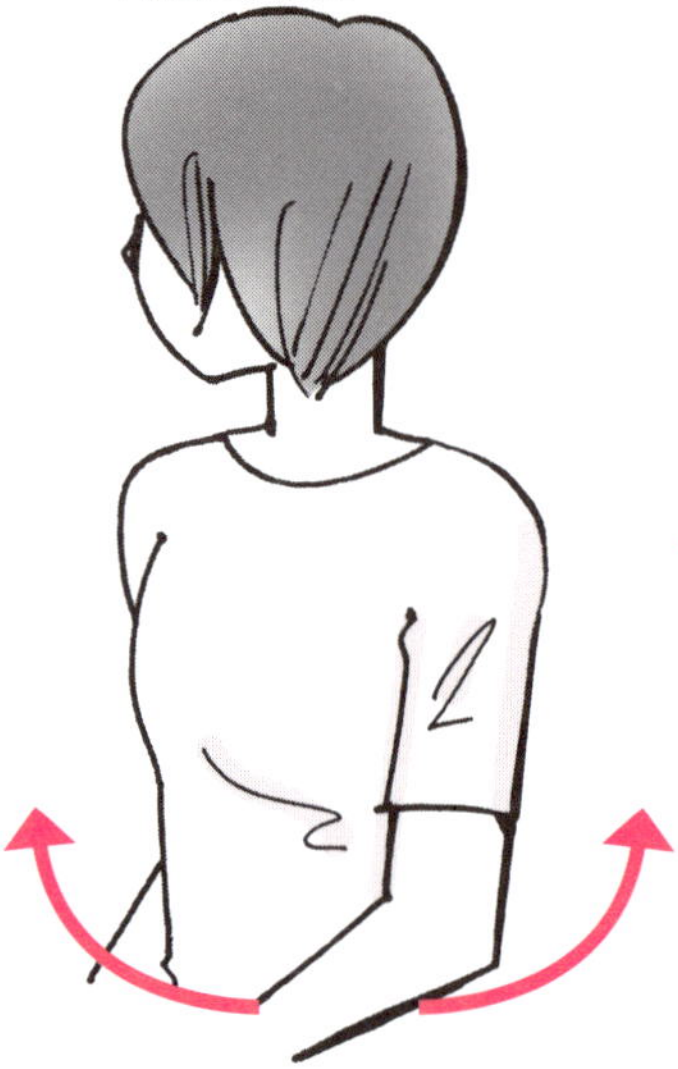

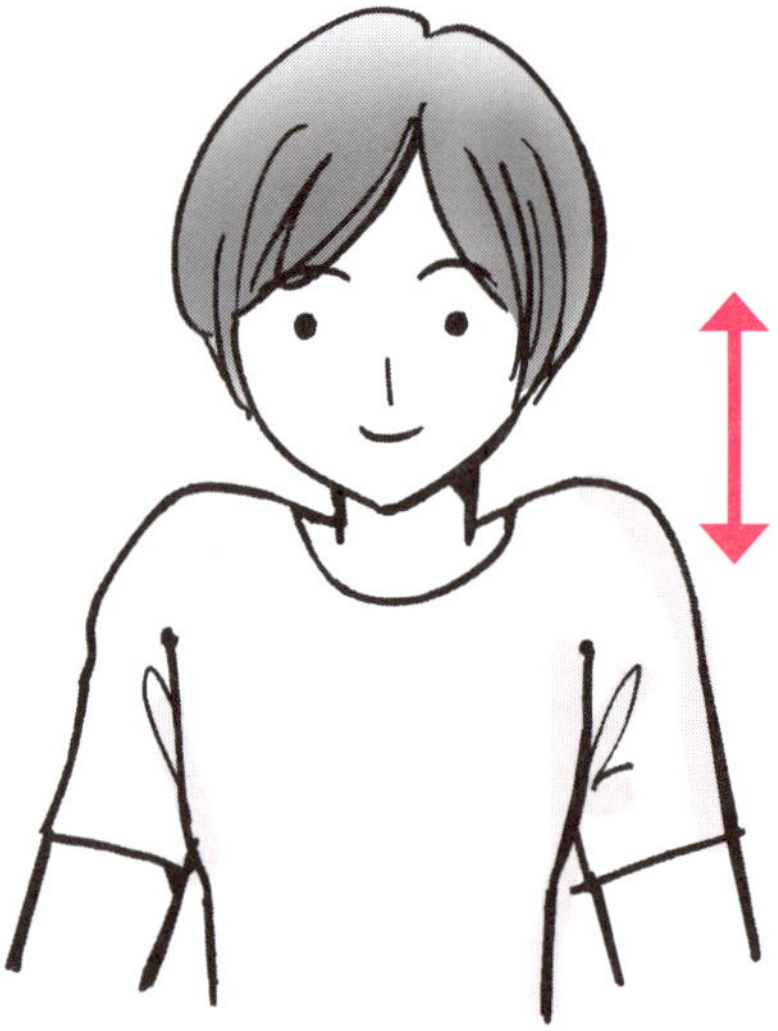

### 4 肩の上げ下げ

両肩をゆっくり上下させる。首はすくめずそのままで、肩だけを上げるようにする

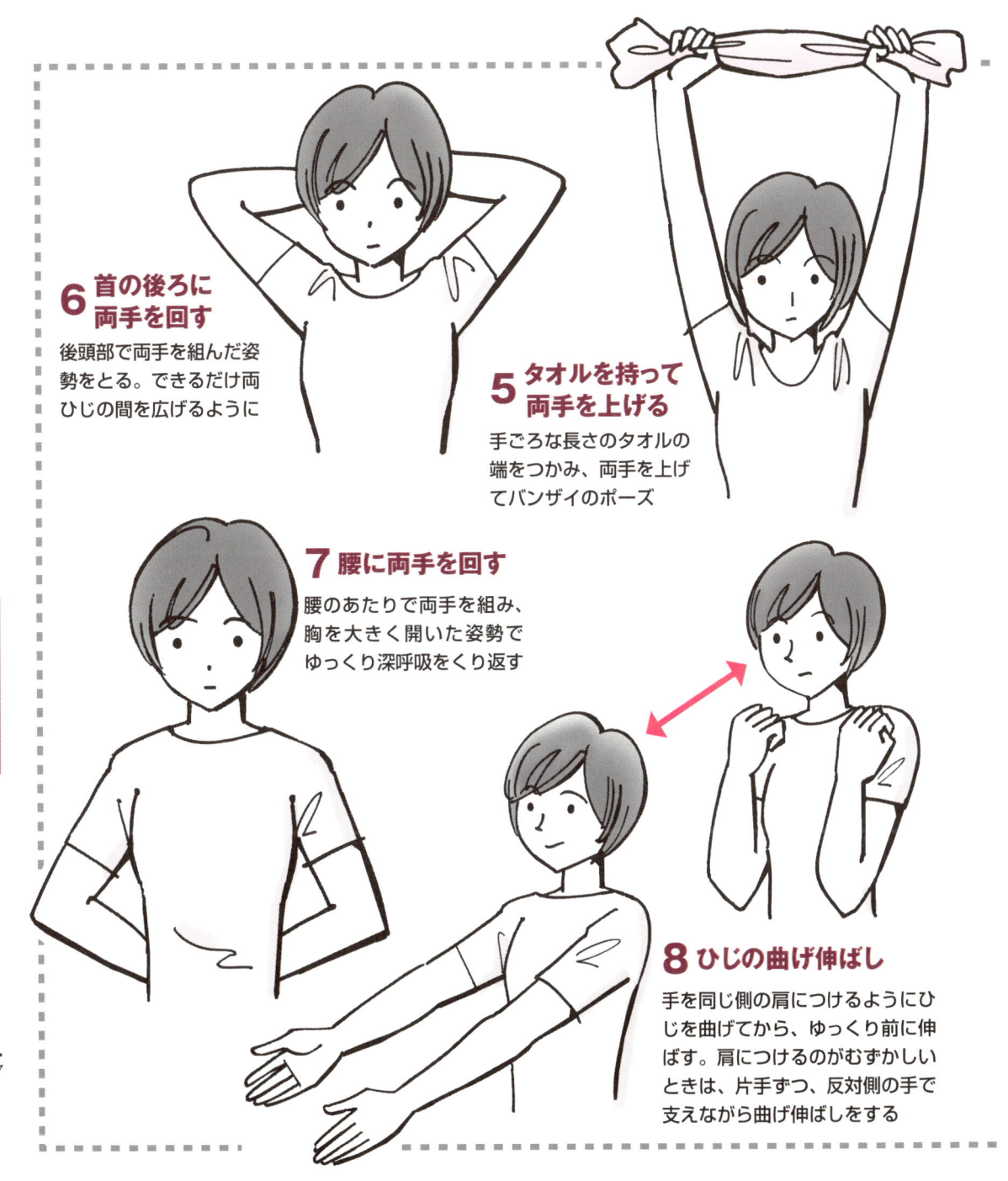

## 5 タオルを持って両手を上げる

手ごろな長さのタオルの端をつかみ、両手を上げてバンザイのポーズ

## 6 首の後ろに両手を回す

後頭部で両手を組んだ姿勢をとる。できるだけ両ひじの間を広げるように

## 7 腰に両手を回す

腰のあたりで両手を組み、胸を大きく開いた姿勢でゆっくり深呼吸をくり返す

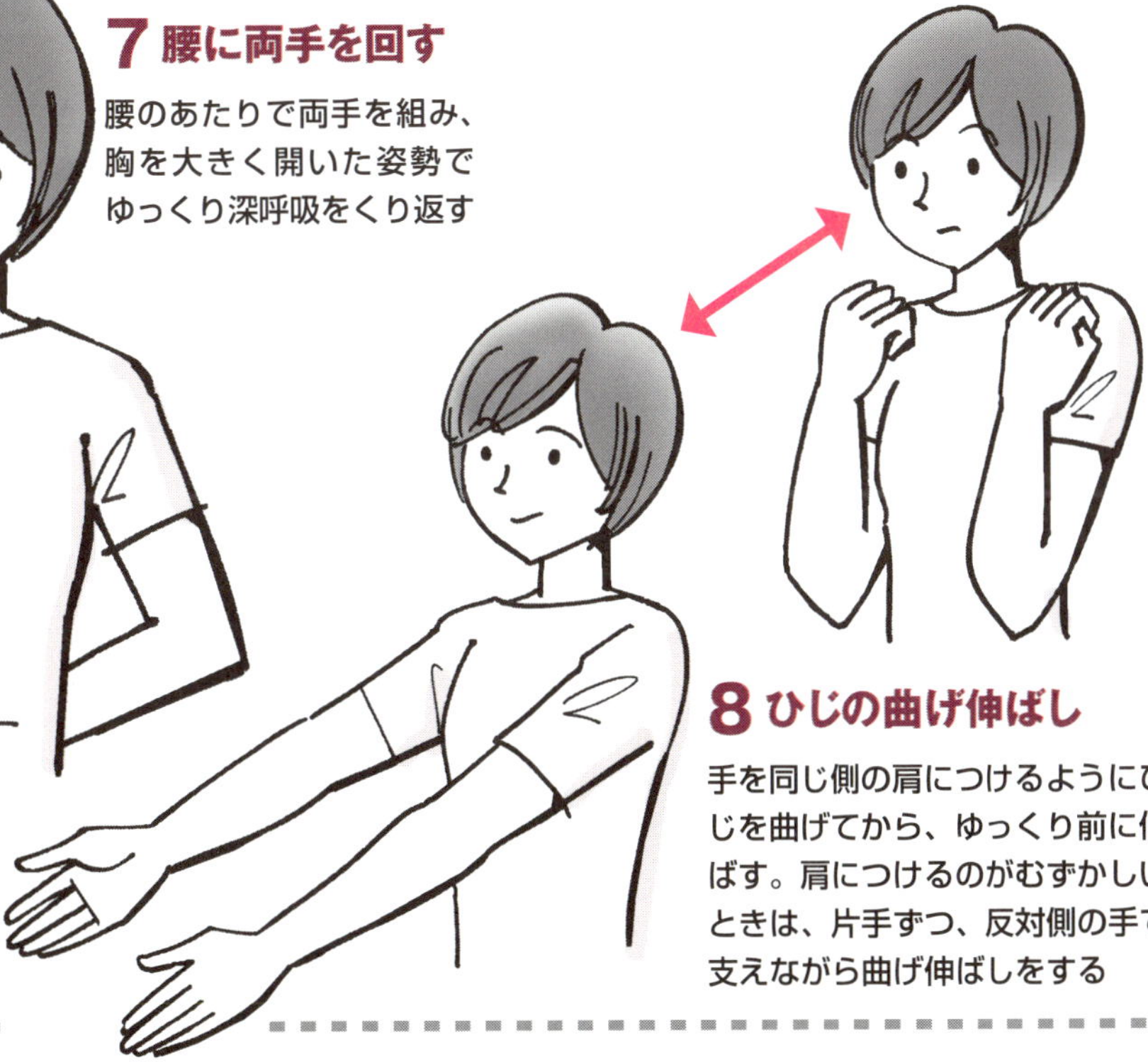

## 8 ひじの曲げ伸ばし

手を同じ側の肩につけるようにひじを曲げてから、ゆっくり前に伸ばす。肩につけるのがむずかしいときは、片手ずつ、反対側の手で支えながら曲げ伸ばしをする

やってみよう！

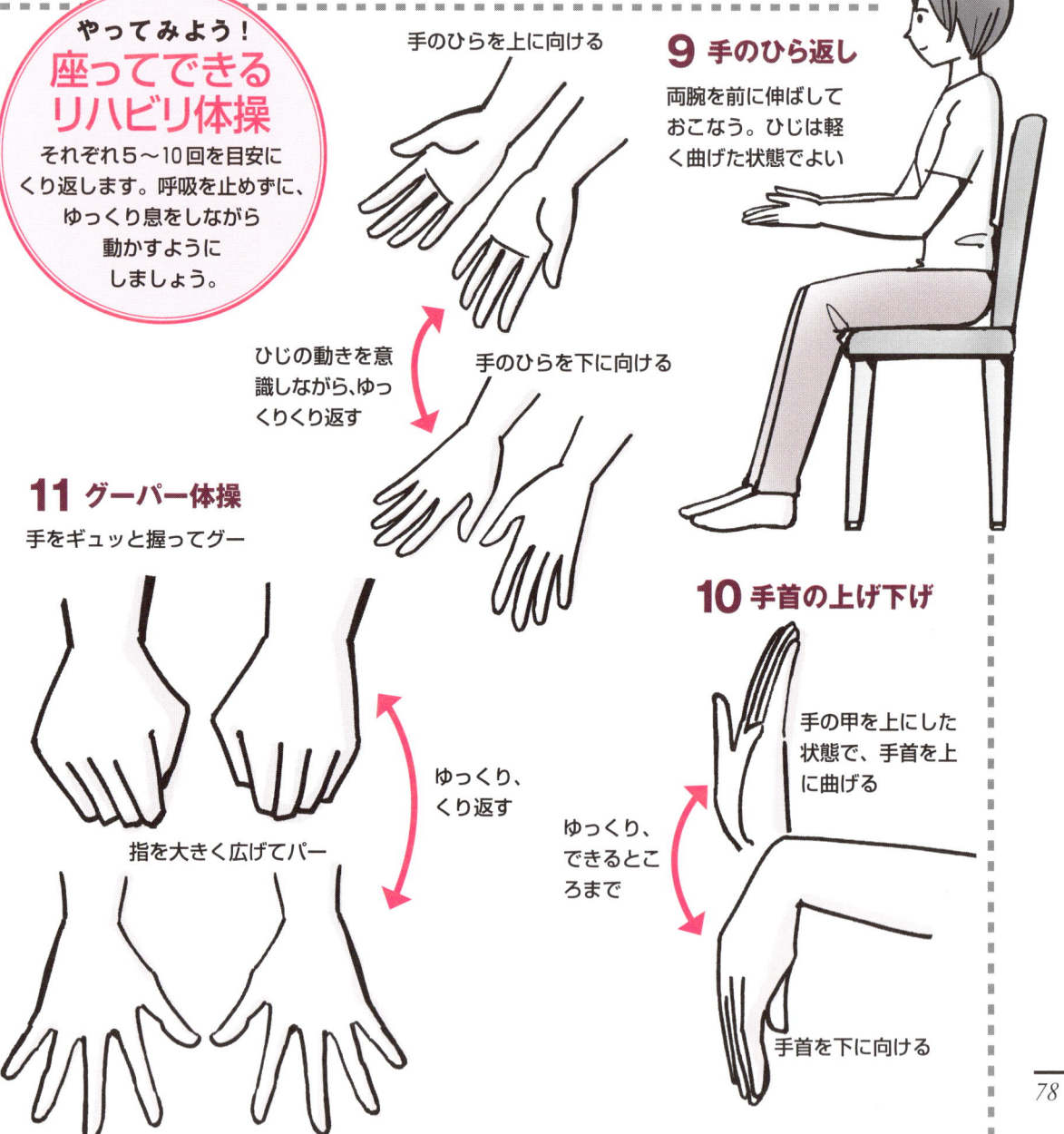

## 座ってできるリハビリ体操

それぞれ5〜10回を目安にくり返します。呼吸を止めずに、ゆっくり息をしながら動かすようにしましょう。

### 9 手のひら返し

両腕を前に伸ばしておこなう。ひじは軽く曲げた状態でよい

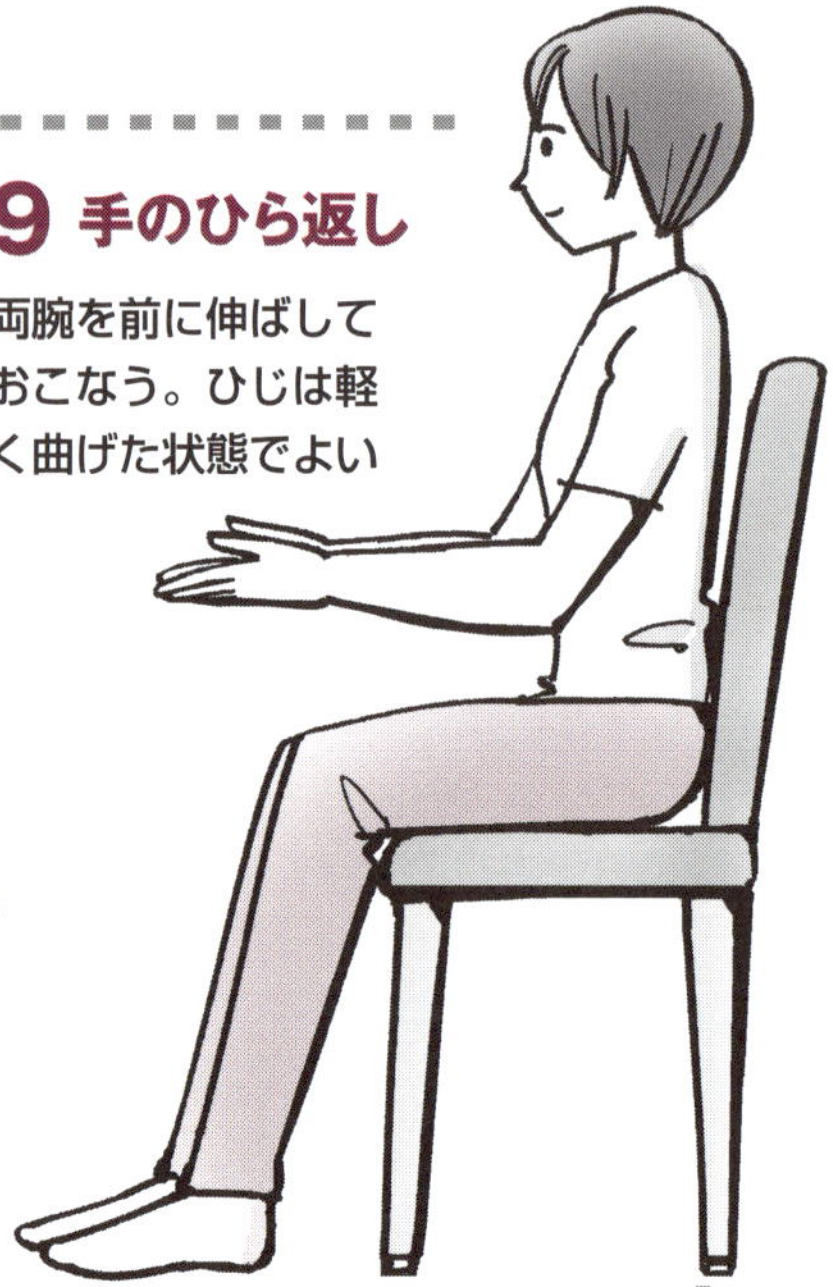

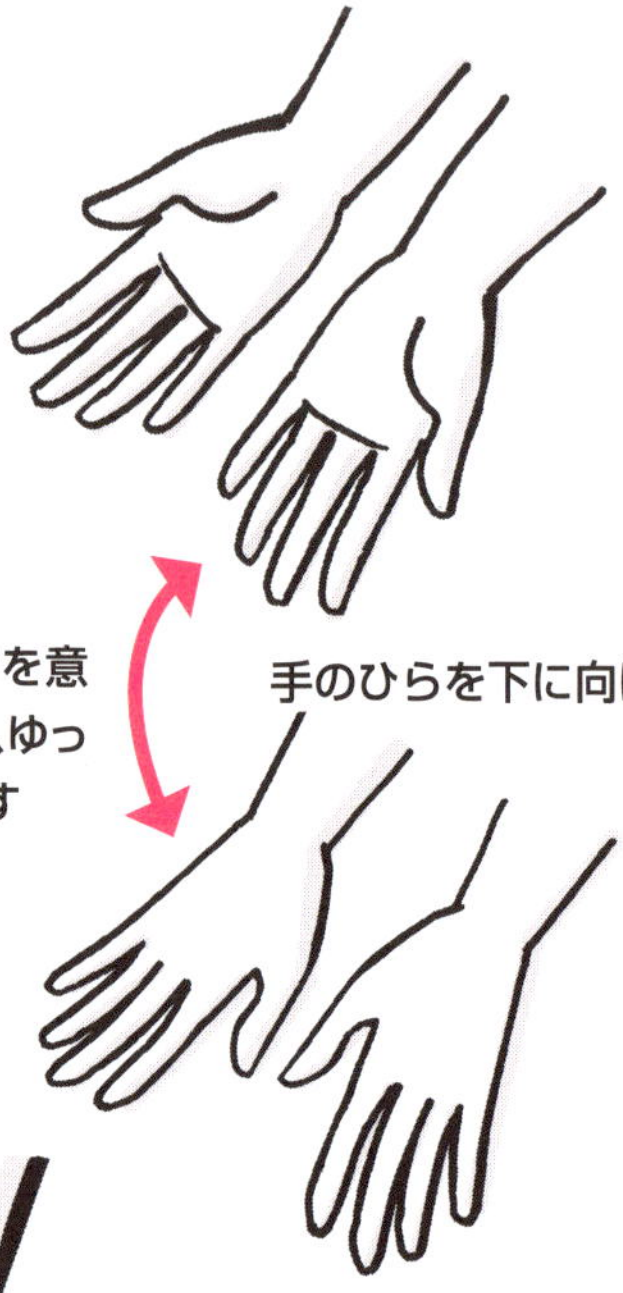
手のひらを上に向ける
ひじの動きを意識しながら、ゆっくりくり返す


### 10 手首の上げ下げ

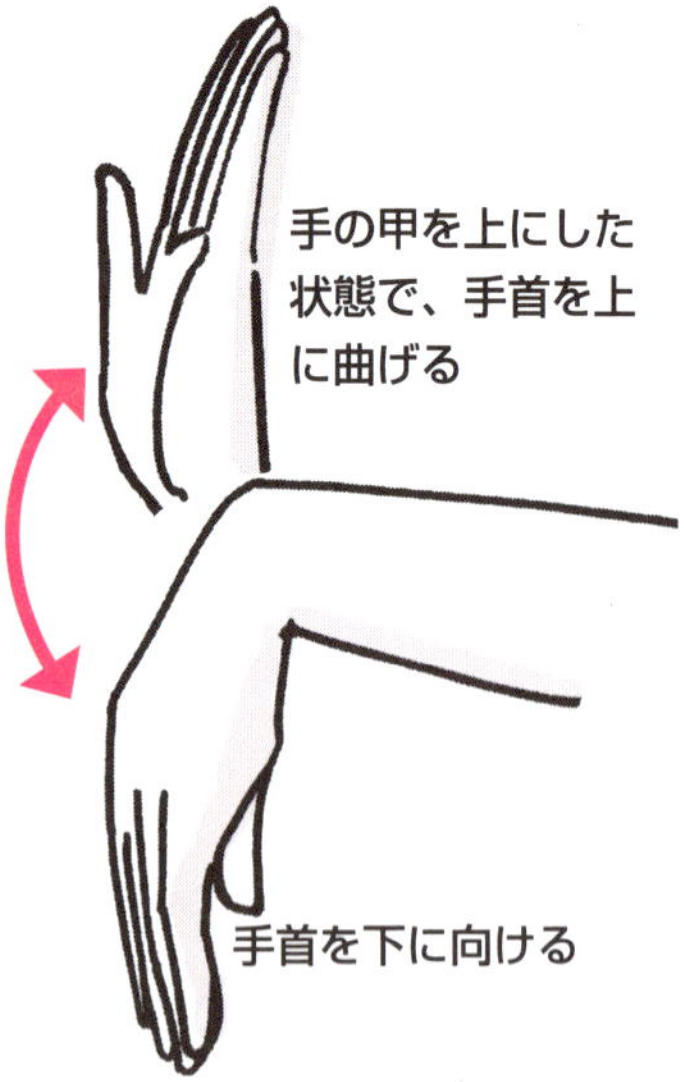
ゆっくり、できるところまで


### 11 グーパー体操

手をギュッと握ってグー

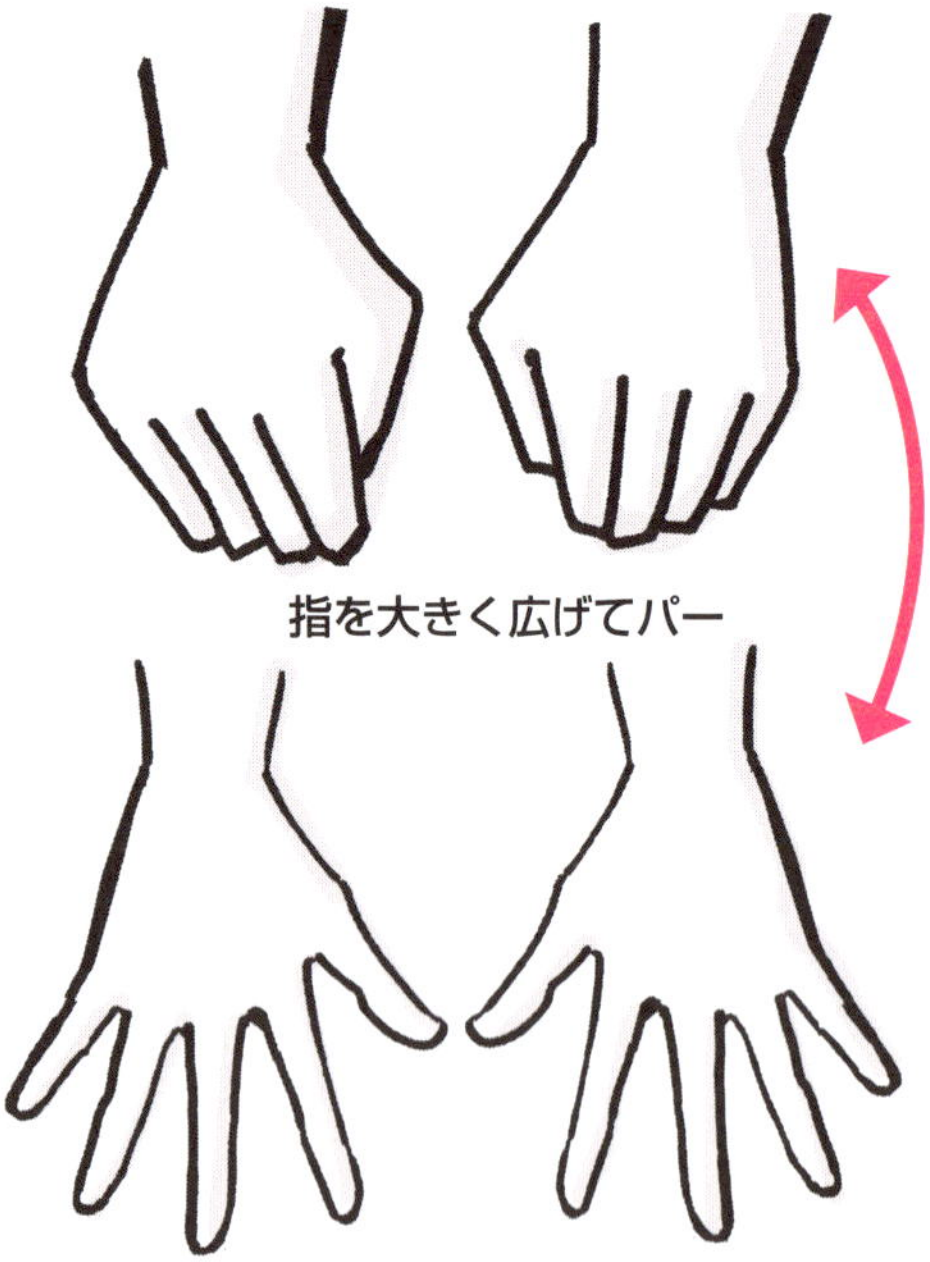
ゆっくり、くり返す

## 12 太ももの引き上げ

左右交互に太ももを引き上げるように、ゆっくり足踏みをくり返す。座面を軽くつかんでバランスをとるとよい

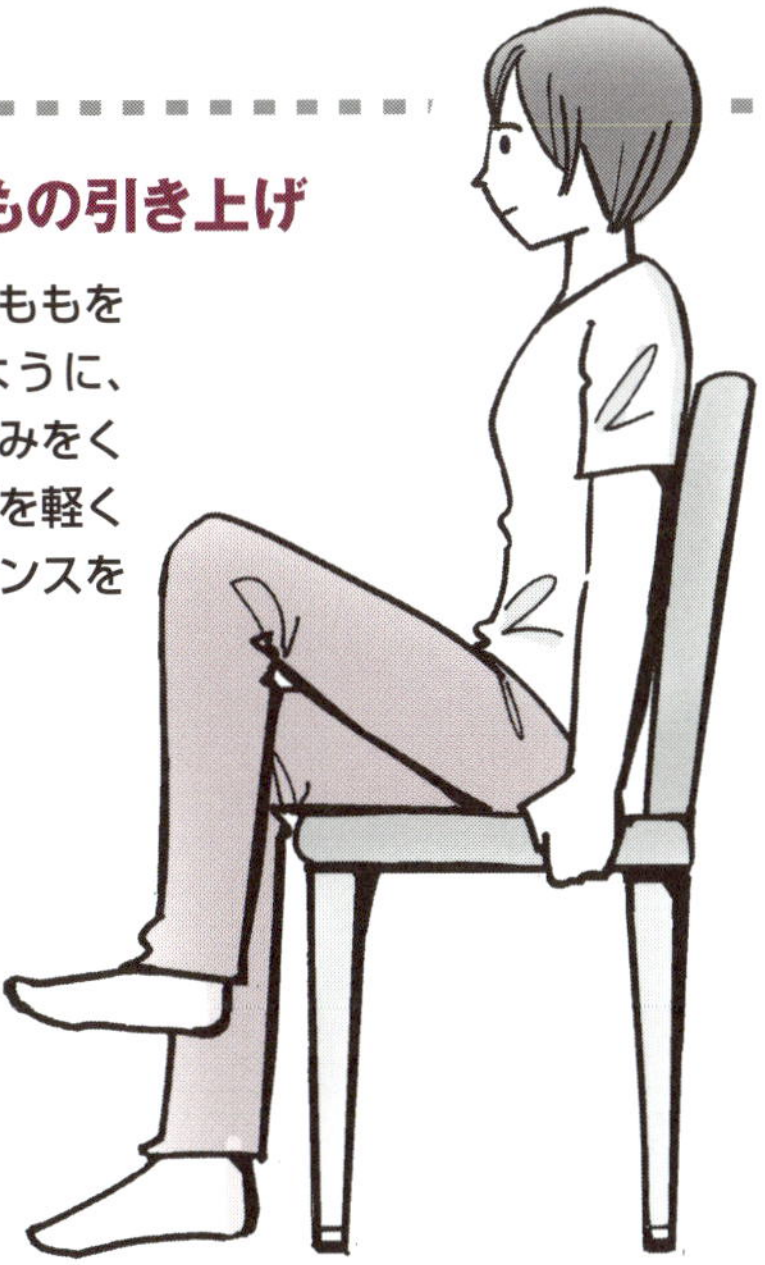

## 13 ひざを伸ばす

一方のひざを伸ばして持ち上げて、ゆっくり5～10数えてから下ろす。ゆっくり数回くり返したら、今度は足をかえて同じように

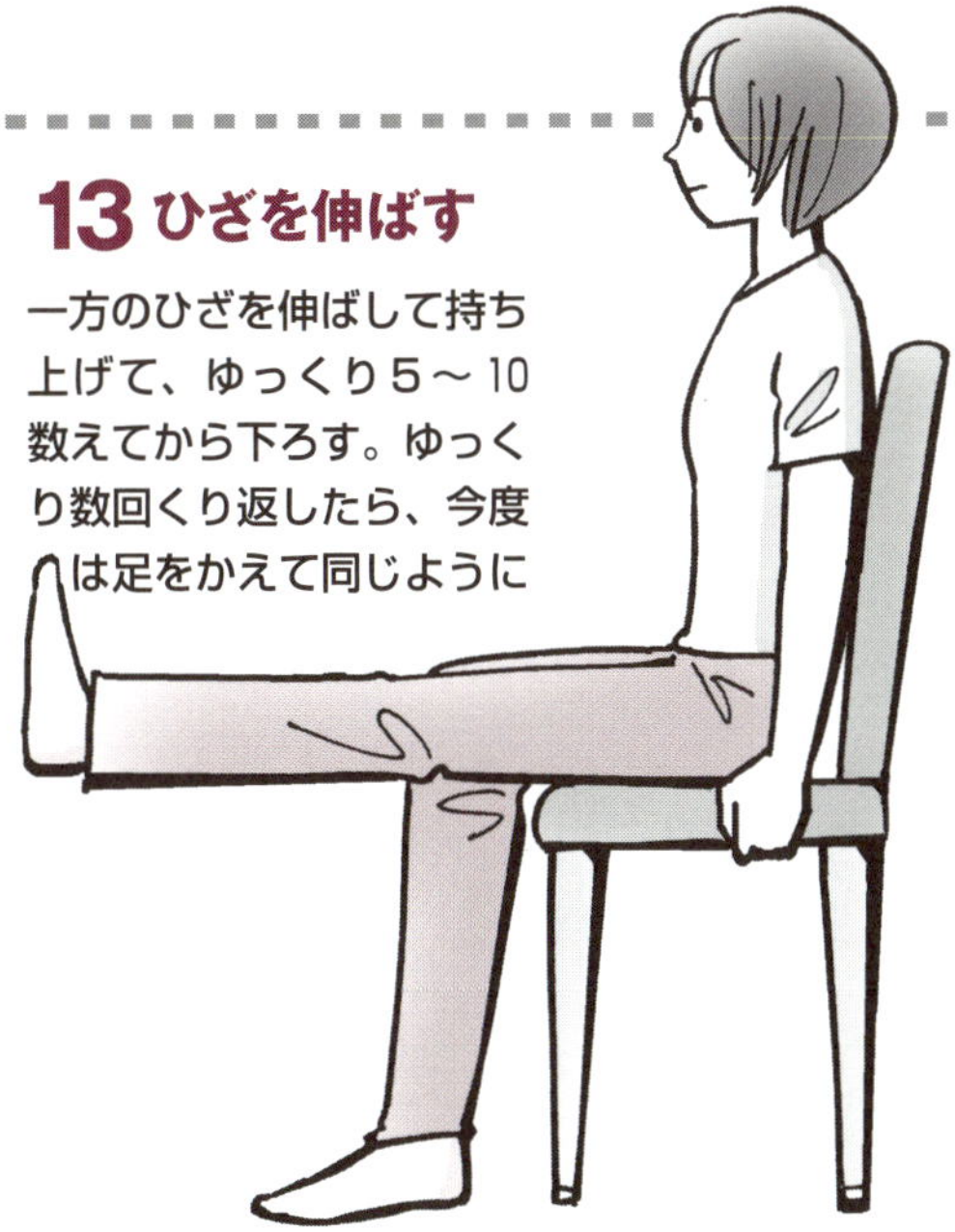

## 14 足首の上げ下げ

両足をそろえ、床にかかとをつけたまま、つま先を上に向ける

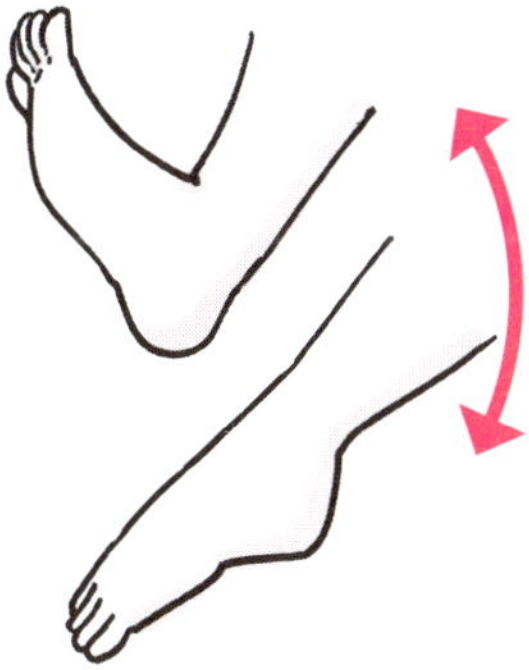


両足のつま先だけ床につけ、かかとを上に持ち上げる

## 15 足首の内返し、外返し

足を持ち上げたまま、足の裏を体の外側に向くように足首をひねる

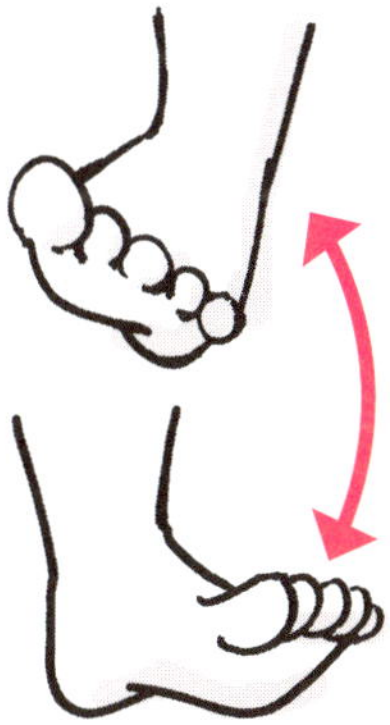

ゆっくりくり返したら、今度はもう一方の足で同じように

一方の足を少し持ち上げ、足の裏を体の内側に向くように足首をひねる

## 16 足の指でグーパー

足を少し持ち上げて、足の指をギュッと握ってグー

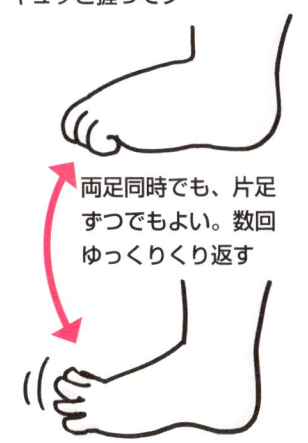

両足同時でも、片足ずつでもよい。数回ゆっくりくり返す

足の指をパッと開いてパーのポーズ。指の間をなるべく広く

COLUMN

# 温浴、冷浴で症状をやわらげる

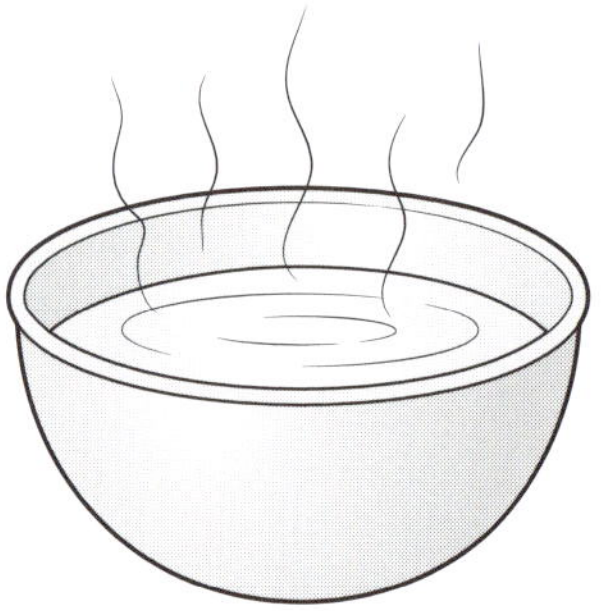

**朝のこわばりは温めるだけでOK**

40〜42℃くらいの湯に、痛みやこわばりのある手足を入れて温める。10分間ほど、ゆっくり手足を動かしながら浸けるとよい

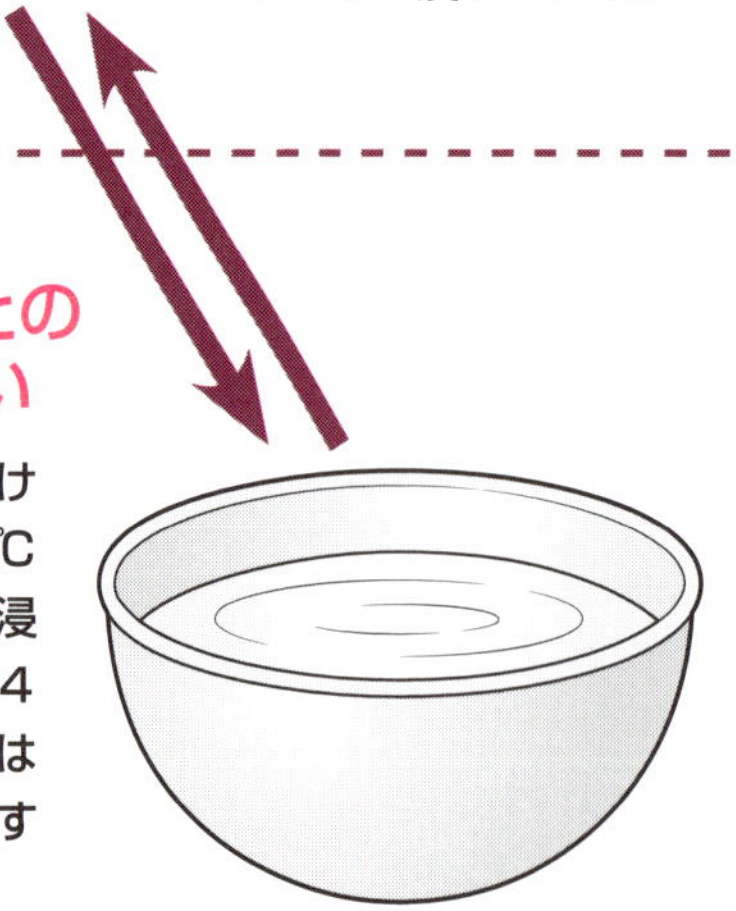

**痛みが強いときは冷水との交代浴もよい**

温水に4分ほど浸けたあと、15〜20℃の冷水に1分ほど浸ける。これを3〜4回くり返し、最後は温浴4分間で終了する

## 関節の腫れがひどくなければ温める

患部を温めたり、冷やしたりして症状を軽くする方法は、医療機関でもおこなわれるリハビリ方法のひとつですが、家庭でも手軽に実行できます。

温めたほうがよいのか、それとも冷やしたほうがよいのかは、関節の状態によります。関節が腫れあがり熱をもっているようなときには冷やすのが原則です。

腫れがひどくなければ、温めるとよいでしょう。関節周囲の筋肉がこわばり、血流が悪くなることも痛みを強める要因のひとつです。温めて血流を促せば、症状がやわらぐことも多いのです。温めたり冷やしたりをくり返すのもよいでしょう。

# 5

# よい状態を長持ちさせる暮らしの工夫

関節リウマチとのつきあいは、一朝一夕には終わらないもの。
長く、上手につきあっていくためには、
関節の状態ばかりでなく、全身の健康状態への
目配りも必要になってきます。
より快適な状態で暮らしていくためにできること、
心がけたいことを学び、実践していきましょう。

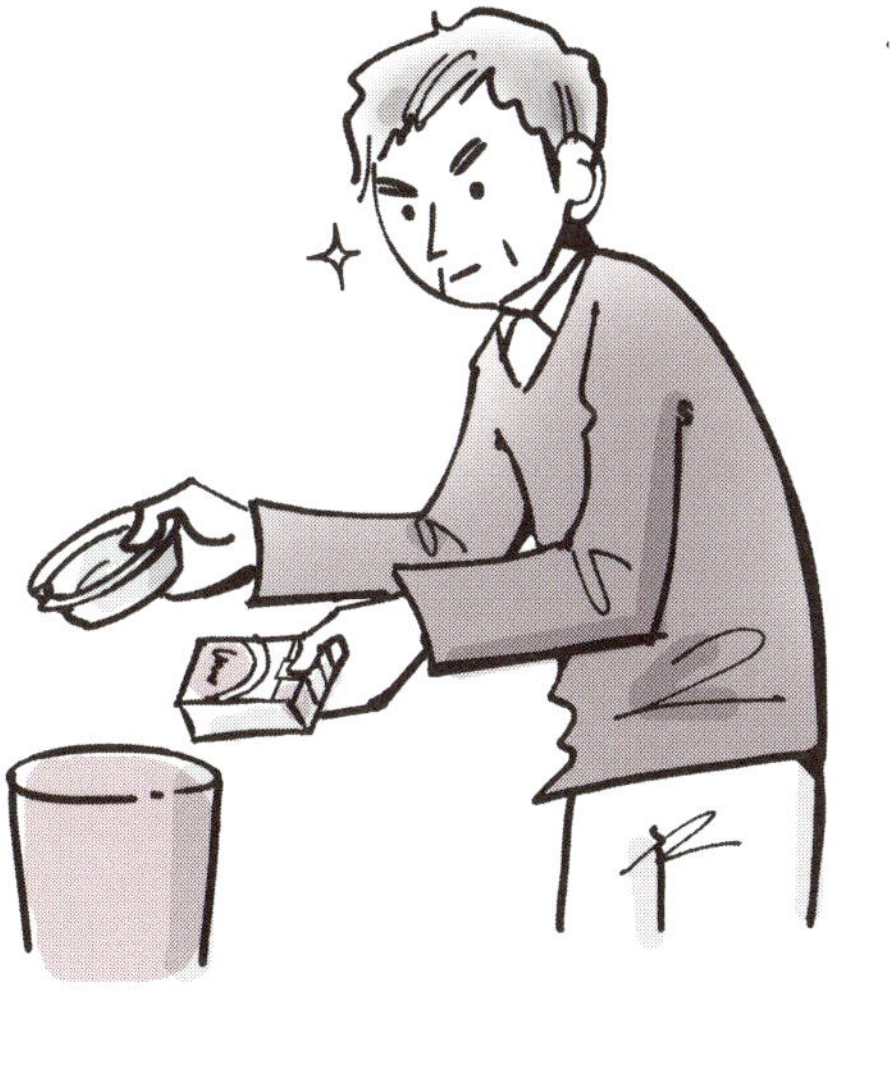

長期治療のために

# 治療の「最適化」をはかって負担を減らす

関節リウマチの治療は、症状が改善されたからといって、すぐに終えられるわけではありません。しかし、症状が落ち着けば当初の治療内容を見直し、負担を減らすことはできます。

### 診断直後、病気の勢いが強いときは積極的に強めの治療

抗リウマチ薬や生物学的製剤、必要に応じてステロイドや非ステロイド性抗炎症薬を使い、できるだけ早く炎症を抑える

### 症状が改善されたら主要な薬以外、整理する

ステロイド、非ステロイド性抗炎症薬は極力減らす。できれば中止する。抗リウマチ薬や生物学的製剤は基本的に使用を続けるので、通院は欠かさずに

### 定期的な通院は続けよう

治療の最適化、つまりベストな治療内容にしていくための取り組みは、医師と患者さんとの二人三脚でおこなうもの。「すっかりよくなったから」と勝手に通院をやめないようにしましょう。

### 治療中におこなう検査

病状を正確に把握し、副作用・合併症をチェックしていくためには、医師の診察だけでなく各種の検査も必要。そのためにも定期的な通院を続ける

- 血液検査
- 尿検査
- Ｘ線撮影
- 関節超音波検査
- 骨密度測定

など

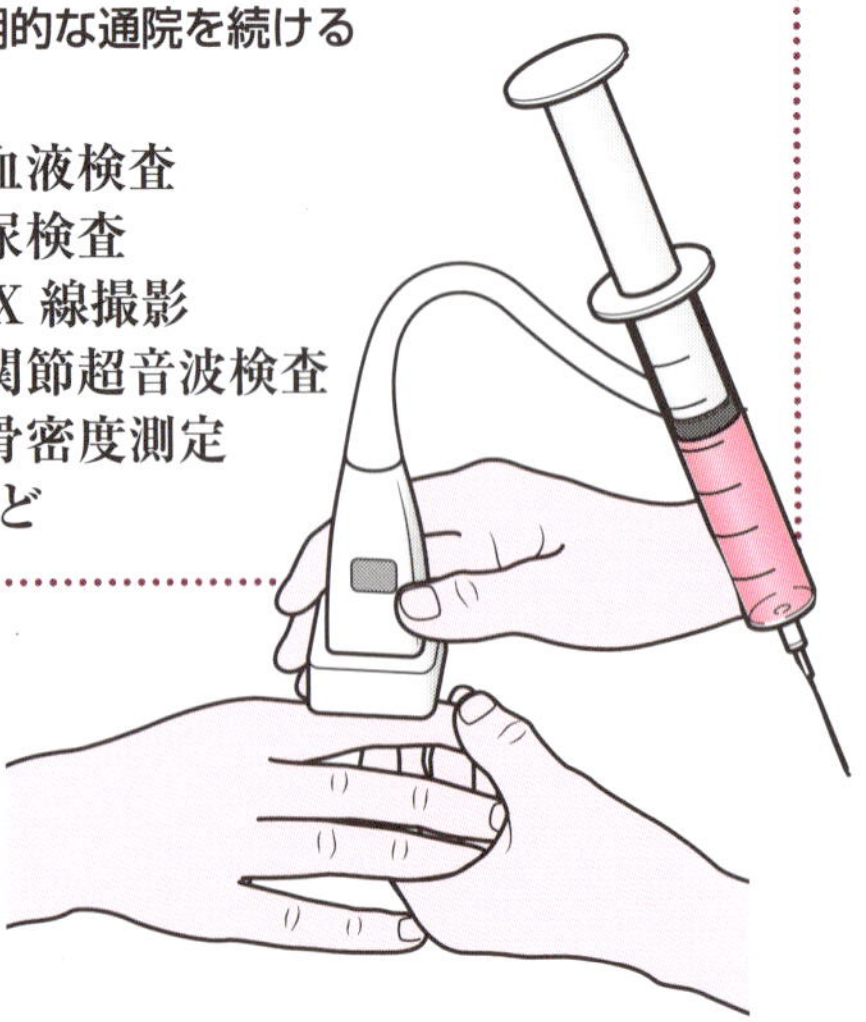

## 最小の負担で最大の効果を

症状が改善するにつれ、いったいいつまで治療を続ければよいのかという疑問も生じてくるでしょう。関節リウマチによる炎症は薬

で十分に抑えることが可能になってきていますが、薬をやめてもそのままの状態が続く保証はありません。そのため、治療は長期に及ぶのが一般的です。

　しかし、現在の治療内容が生涯にわたって続くわけでもありません。最小の負担で最大の効果を得られるように、病状をみながら薬の量を減らしたり種類を減らしたり、調整していきます。

自覚症状がなくなっても必ず通院は続ける

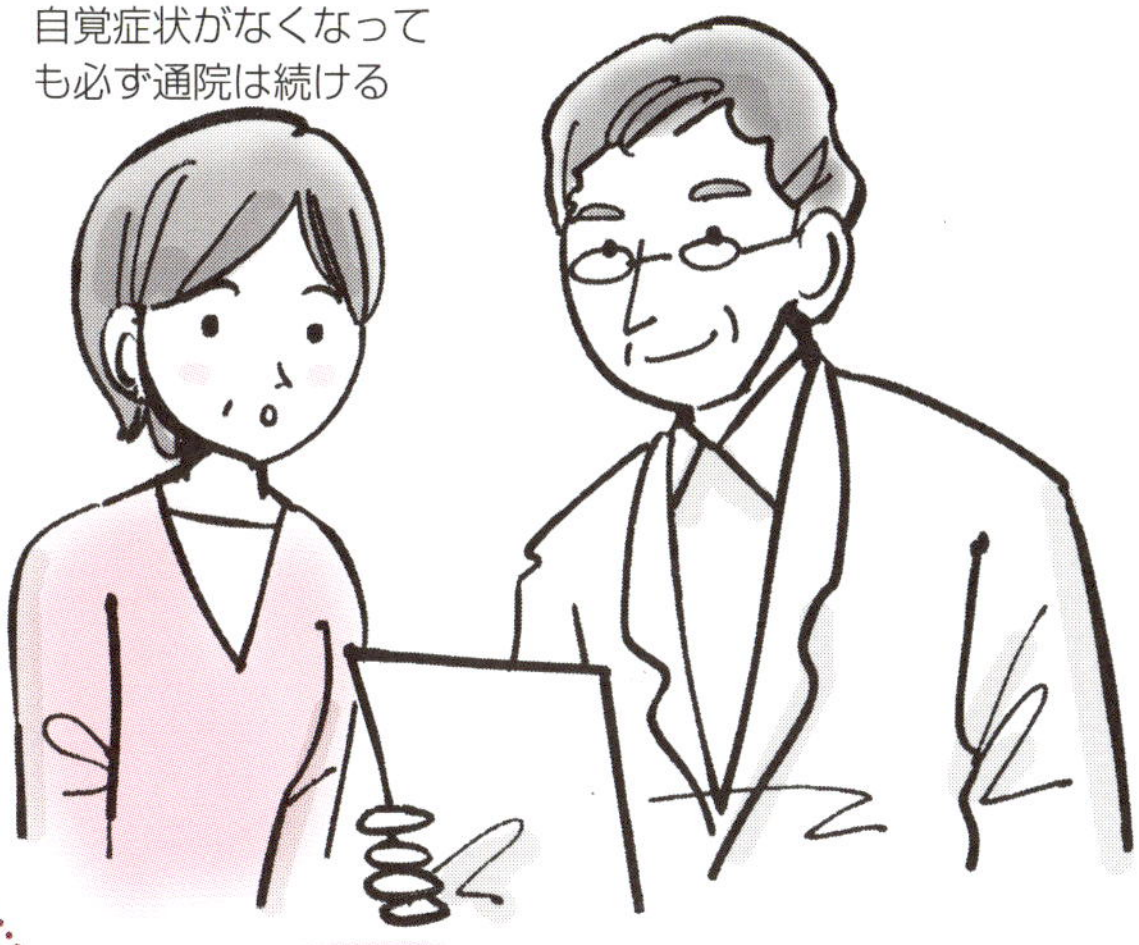

## 年単位で寛解が続けば減薬を検討する

長期間、寛解が続いていれば、抗リウマチ薬や生物学的製剤の投与量を減らしてようすをみる。それでも問題がなければ、最少量で継続する

### 抗リウマチ薬や生物学的製剤はやめられる?

　関節リウマチによる炎症は、服薬をやめれば再燃する、平たくいえばぶり返すおそれが高いのが実情です。けれど、生物学的製剤の登場以来、薬をやめても長く寛解を保てる例があることがわかってきました。

　ただし、どのような人が休薬後も寛解を保てるのか、どのような場合には薬の使用を続けたほうがよいのかは、まだはっきりしていません。現段階では、下記のような手順で休薬が試みられています。

生物学的製剤の早期投与で、早期に寛解が達成できた

↓

6ヵ月以上、寛解が維持できれば生物学的製剤を含めた治療薬を段階的に減らしていく

↓

減薬中、休薬後に症状の悪化がみられたら、同じ生物学的製剤の投与を再開する

寛解が続けば、薬物療法は不要となる

## 長期的な見通し

# 「元気に長生き」が究極の目標になる

関節リウマチそのものは命にかかわる病気ではありません。しかし、肺の病気をはじめ、命にかかわる合併症を起こしやすい傾向があります。合併症の予防が健康長寿の秘訣です。

### 健康長寿のためのポイント

関節リウマチの状態を落ち着かせることが当面の目標ですが、その先には「元気な状態で長く生きる」という大きな目標があります。それを叶えるには、関節の症状だけでなく、全身の状態をしっかり管理していくことが必要です。

**関節機能を保ち続ける**

関節リウマチに対して適切な治療をおこない、動ける体を保ち続けることが、全身の健康を維持する基本です。

**感染症の予防・早期治療を心がける**

治療薬の影響などで起きやすくなる感染症は、ときに命にかかわる状態を引き起こすことも。予防はもちろん、かかったときには早く治すことが大切です。

**生活習慣病を防ぐ**

年齢が重なるにつれて起きやすくなる、がん、心臓病、脳血管障害などの生活習慣病は、体重コントロールや禁煙など、生活習慣を整えることで予防を心がけます。

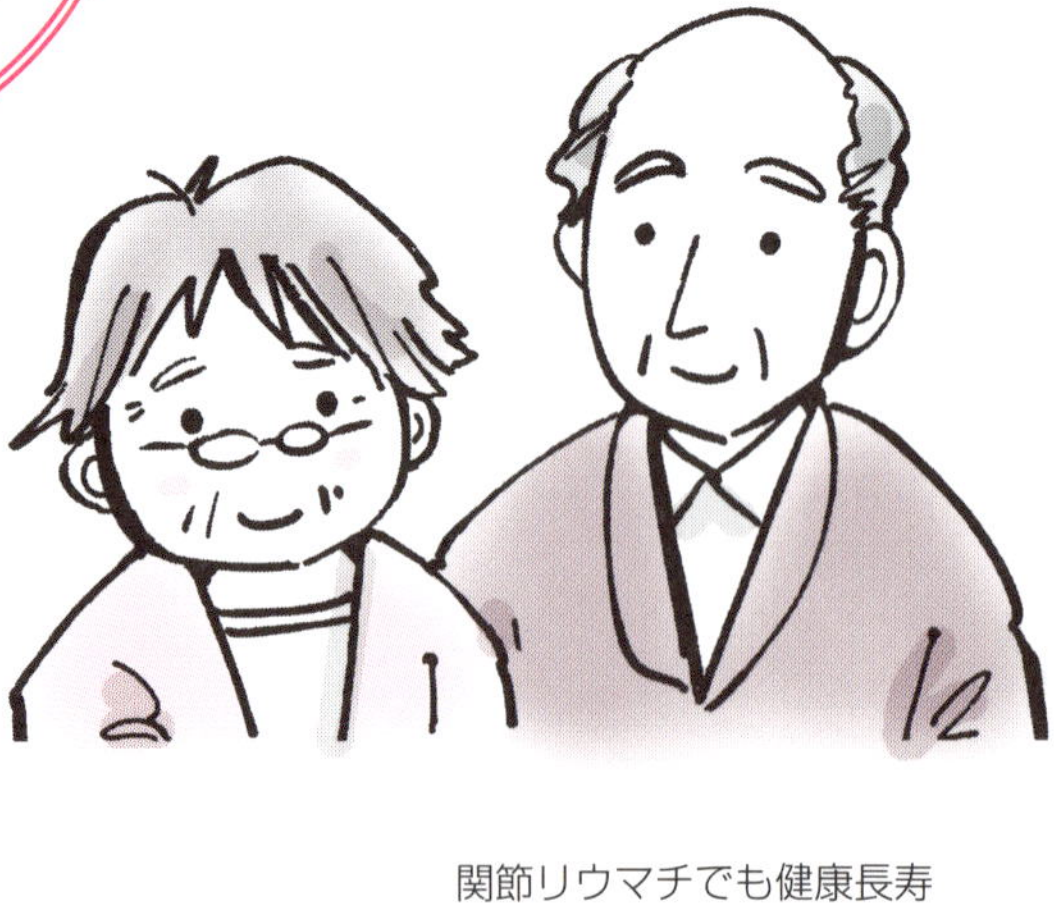

関節リウマチでも健康長寿の達成は十分に可能

### 関節リウマチ以外の病気の予防も重要

年齢が高くなるにつれてなんらかの持病をかかえやすくなるのは、関節リウマチがあってもなくても同じです。ただし、関節リウマチの患者さんは、病気自体、あ

## 合併症の有無が鍵になる

**関節リウマチ以外になんらかの病気をかかえていると、悪循環が起こりやすくなってしまいます。**

**▼合併症をもつ人の割合**

IORRA 調査に参加した患者さんの過去６ヵ月間の既往歴、手術歴、検査歴をもとに算出した割合

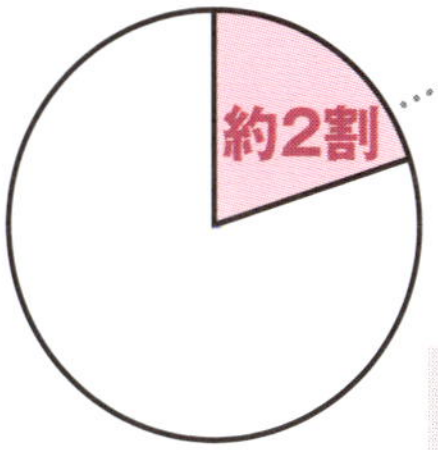


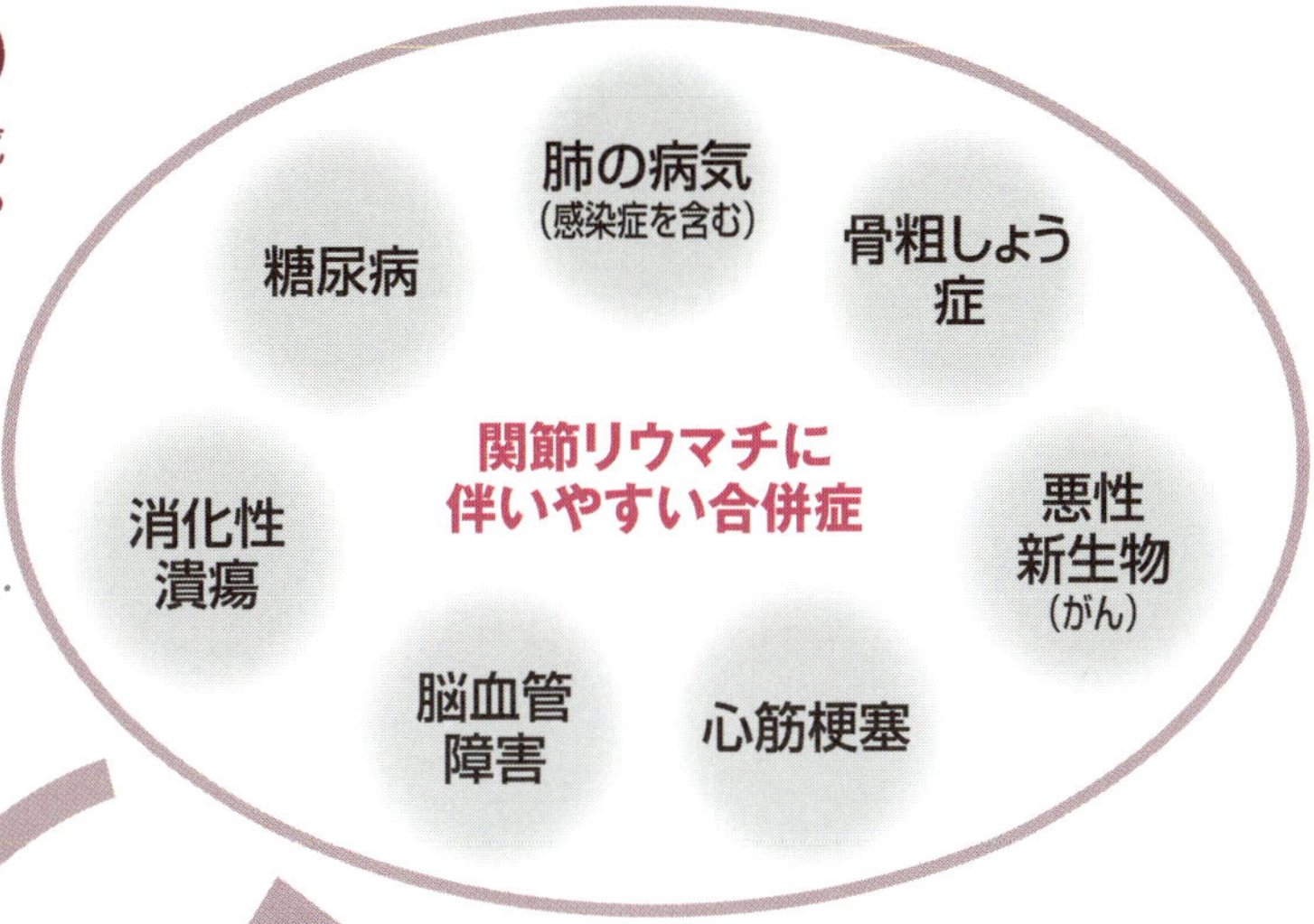
関節リウマチに伴いやすい合併症
肺の病気（感染症を含む）
骨粗しょう症
糖尿病
消化性潰瘍
悪性新生物（がん）
脳血管障害
心筋梗塞

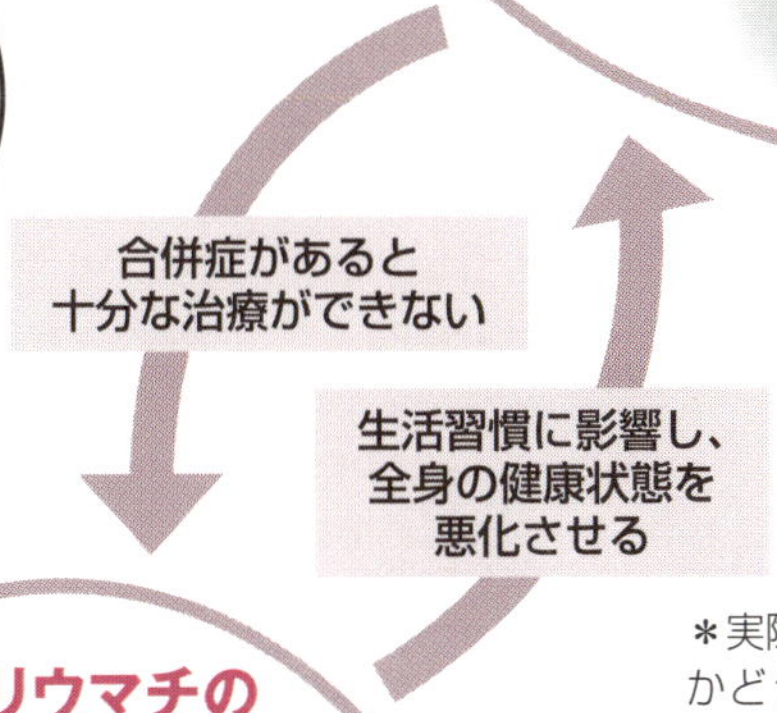


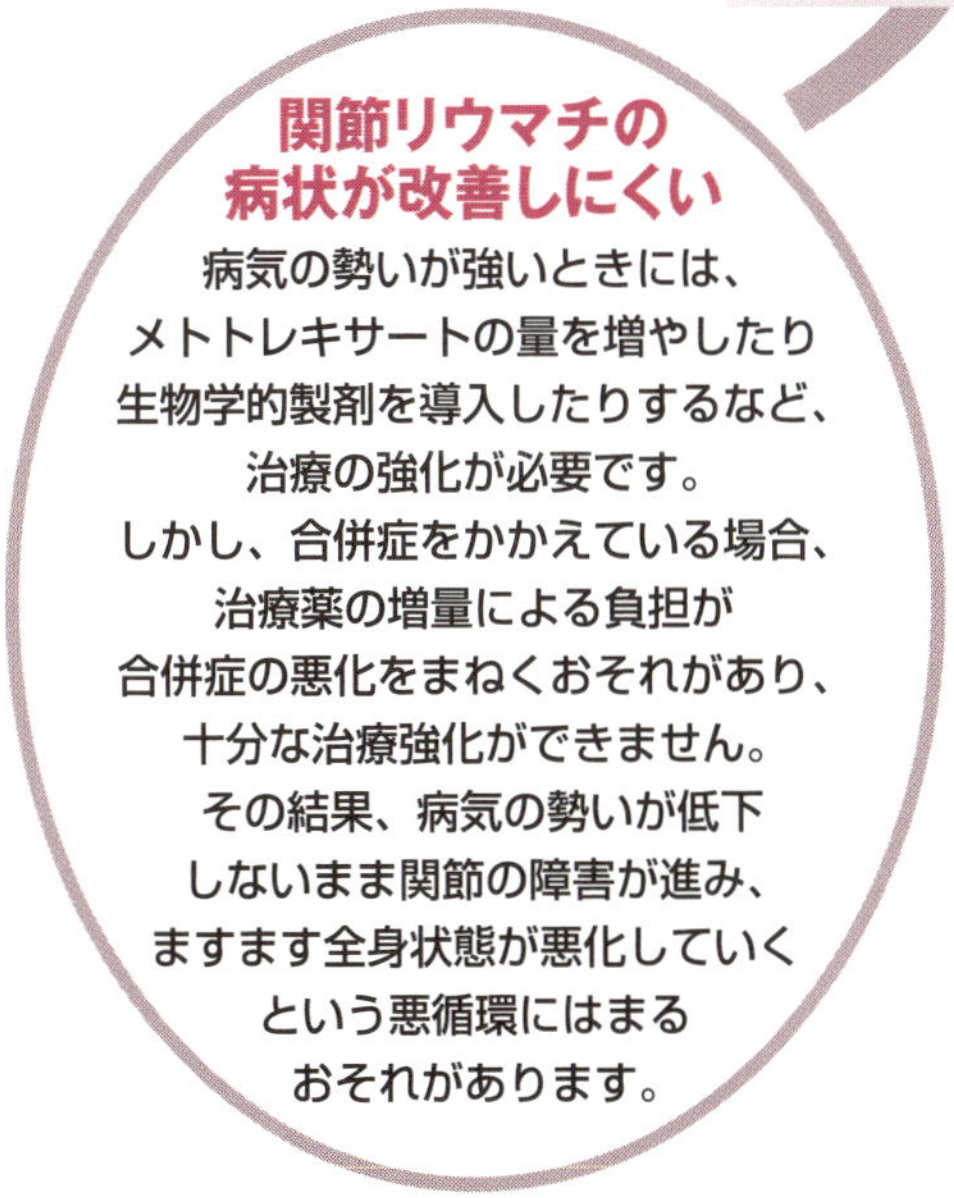


**▼疾患活動性の推移**

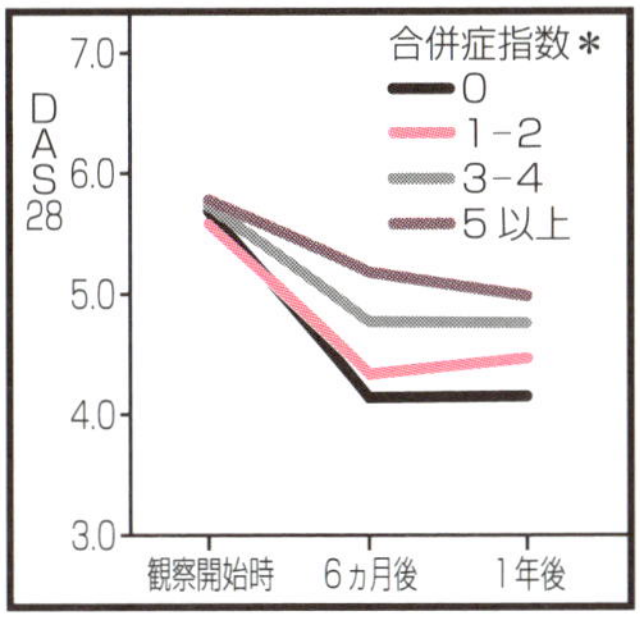


＊実際に合併症があるかどうかだけでなく、年齢も考慮した合併症の起こりやすさ
（IORRA 調査による）

るいは治療薬の影響によって、その傾向に拍車がかかりがちです。

関節リウマチに伴って起きてくる、関節リウマチ以外の病気を合併症といいます。関節の破壊は止められるようになっても、合併症によって命を脅かされことは少なくないのです。

合併症の多くは、生活習慣の見直しが予防・改善に有効です。関節のことだけでなく、体全体の調子を整えることを考えながら、生活していきましょう。

**基本の心がけ**

# よく眠り、しっかり食べて体調管理に努める

免疫の働きを補うためにも、また合併症を防ぐためにも、健康的な生活を送ることができているかを振り返り、気になる点があれば修正していくことが必要です。

## 「あたりまえ」でも守りたいこと

関節リウマチがあってもなくても、健康的な生活の基本はかわりません。食事をしっかりとること、適度に体を動かすこと、十分な睡眠をとること。実践できていますか？

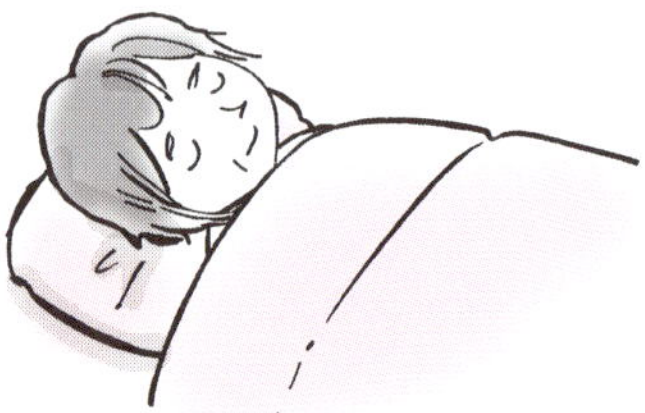

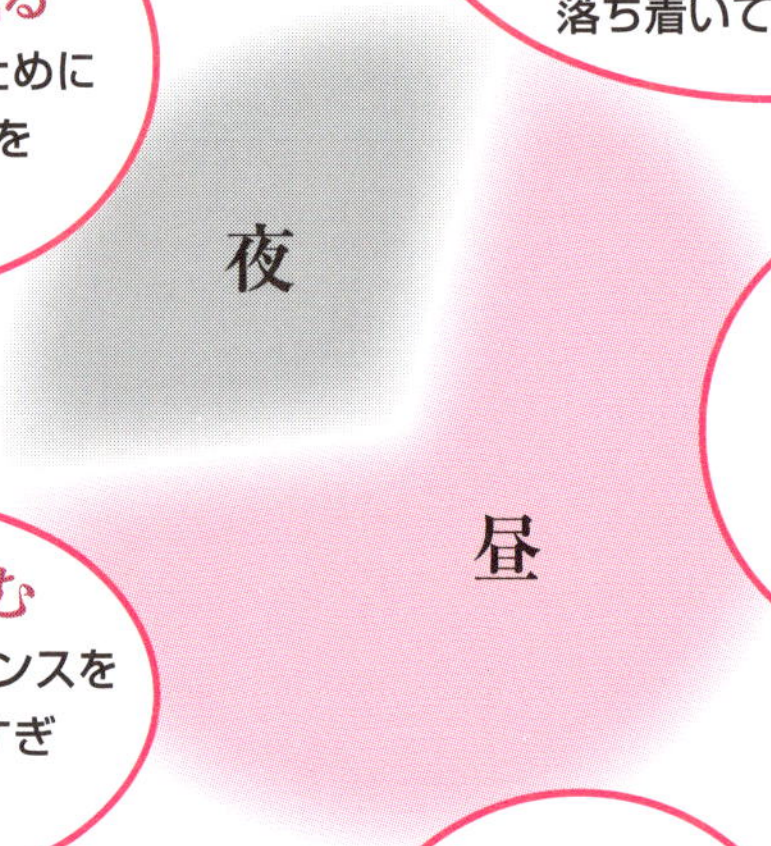


**起床は早めに**
睡眠のリズムを整えるには、早起きが有効。朝のこわばりがあっても、時間に余裕があれば落ち着いて行動できる

**食事は過不足なく**
量とバランスに配慮して適正な体重を保つ

**活動量を減らしすぎない**
症状が落ち着いているなら、積極的に運動を

**こまめに休む**
活動と休息のバランスをとろう。疲れすぎないように

**早めに就寝。よく眠る**
体調を維持するためにしっかり睡眠をとろう

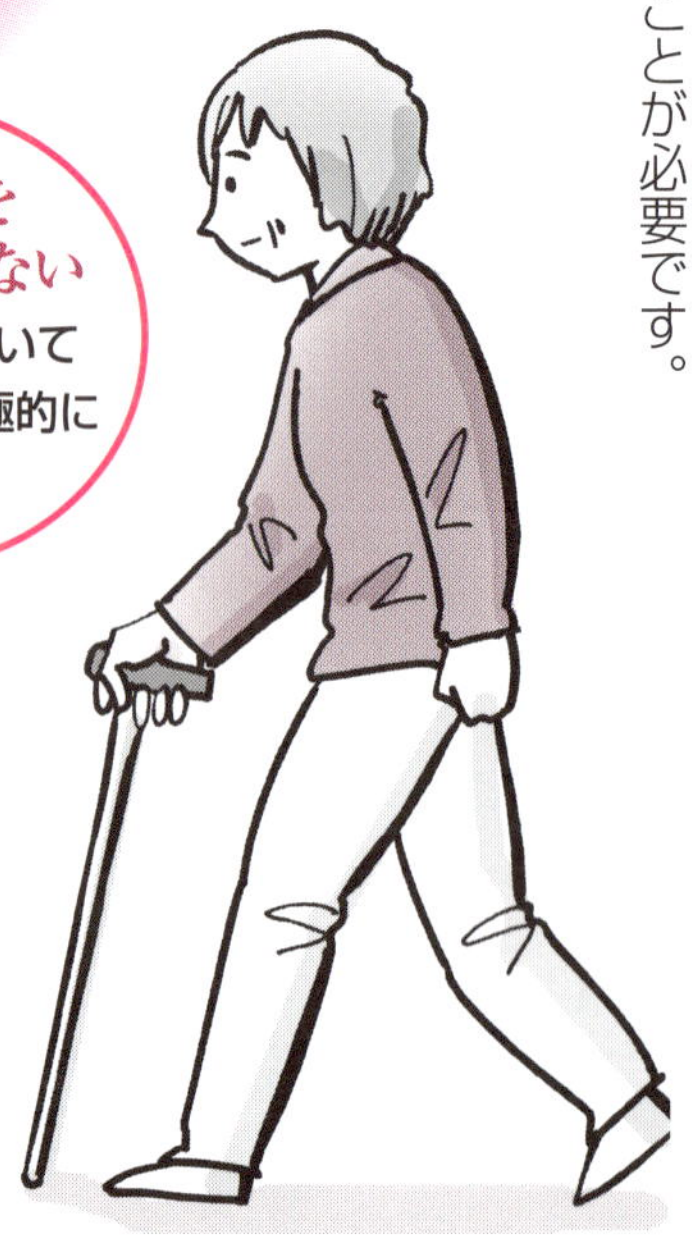

### 生活を整えることは心身の健康を保つ基本

関節の症状を気にしながらの生活に、気持ちが晴れないこともあるでしょう。気分が落ち込んだ状態のときには、「食欲がわかない」「なにをするのも面倒」「よく眠れない」などといった悩みも

生じがち。そうなると、生活リズムにも影響してしまいます。
関節リウマチの活動性が高い人、日常生活動作に困難を感じている人ほどうつ状態になりやすい傾向があることは、IORRAの調査からも示されています。まずはしっかり治療をおこなって病勢を落ち着かせること、リハビリを続けて「できること」を減らさないことが重要です。
同時に、意識的に生活を組み立て直すことも心がけましょう。前向きな気持ちは生活を整えることで生まれやすくなります。心身の健康を保つ基本として、生活改善に取り組んでいきましょう。

## 病状改善に結びつく心がけ

生活リズムを整えることに加え、悪しき習慣を見直すことも大切です。関節症状だけでなく、全身の健康状態の改善にもつながります。

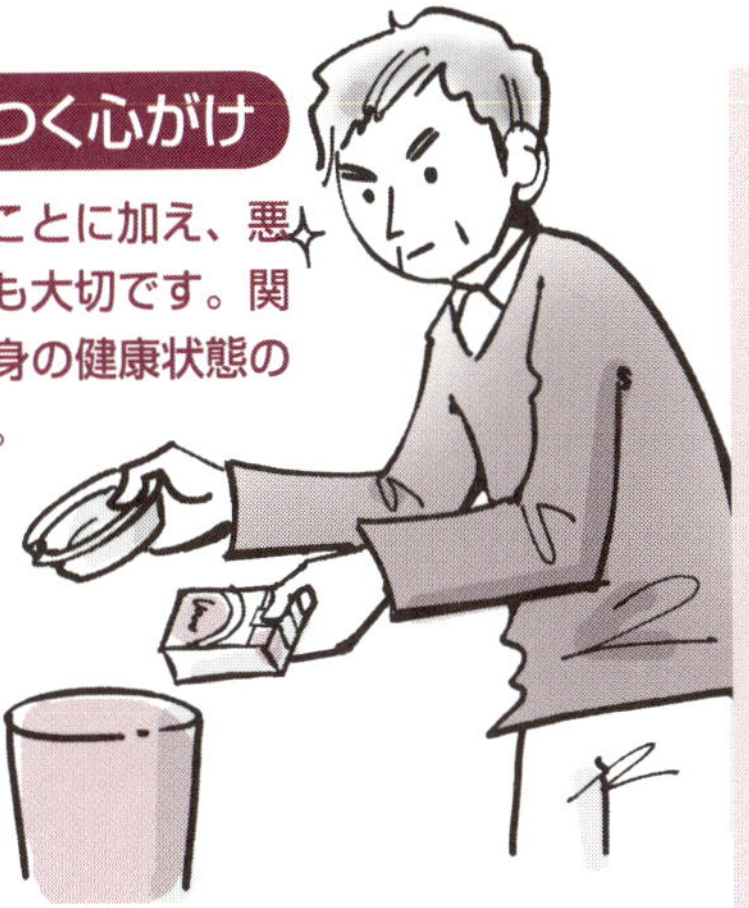

とくに男性の喫煙者は、寛解を達成しにくいことがわかっている。ぜひ禁煙を!!

### 禁煙する

喫煙は関節リウマチを発症させやすくする危険因子のひとつとして知られています。

それだけでなく、治療効果にも悪影響を及ぼします。たばこを吸っている患者さんは、吸わない患者さんにくらべて寛解の達成率が低いのです。

喫煙は肺の病気や心臓病などのリスクも高めます。合併症のために関節リウマチに対する十分な治療がおこなえなくなる危険性もありますので、やはり禁煙することが大切です。

▼適正体重の目安

**体重(kg)÷〔身長(m)×身長(m)〕**
の値が、18.5～25.0の範囲におさまるのがベスト

### 体重をコントロール

太りすぎは関節の負担を大きくするだけでなく、関節リウマチに伴いやすい糖尿病や心臓病など、生活習慣病の発症にもつながります。

かといって、やせすぎも問題です。しっかり食事をとっていないと感染症にかかりやすいだけでなく、骨のもろさにもつながってしまいます。

適正な体重を保てるように、食事の量、内容、活動量などを見直していきましょう。

毎日の体重チェックは、食事と運動のバランスがとれているかを考えるよい機会になる

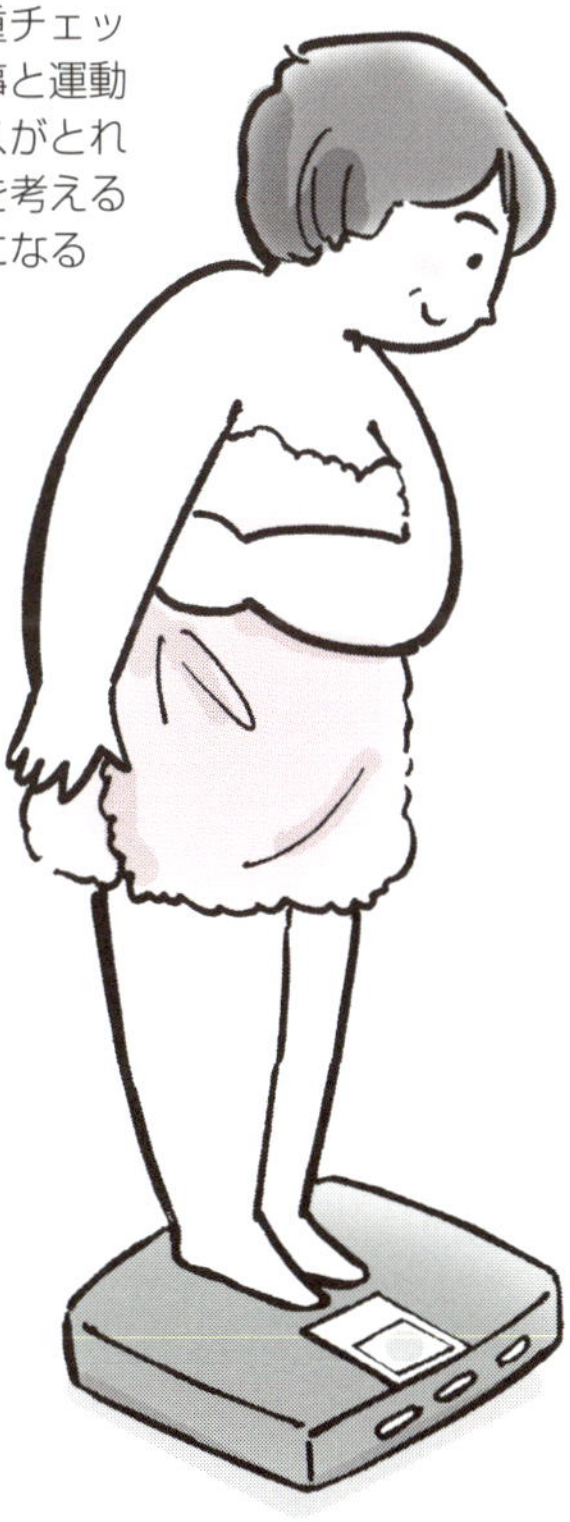

肺の病気

# せきが続くときはすぐに受診。早めの治療を

関節リウマチに合併しやすい病気のなかで、とくに注意したいのが肺の病気です。命にかかわる事態をさけるためには、早期発見・早期治療が重要です。

## ますます増える肺の病気

**関節リウマチの患者さんは、肺の病気で命を落とす人が多いことがわかっています。とくに生物学的製剤を使っている場合、およそ４割の患者さんは肺の病気で亡くなっています。**

**生物学的製剤の使用が増えている今、肺の病気の予防・治療がますます重要になっています。**

▼関節リウマチの患者さん全体の死因

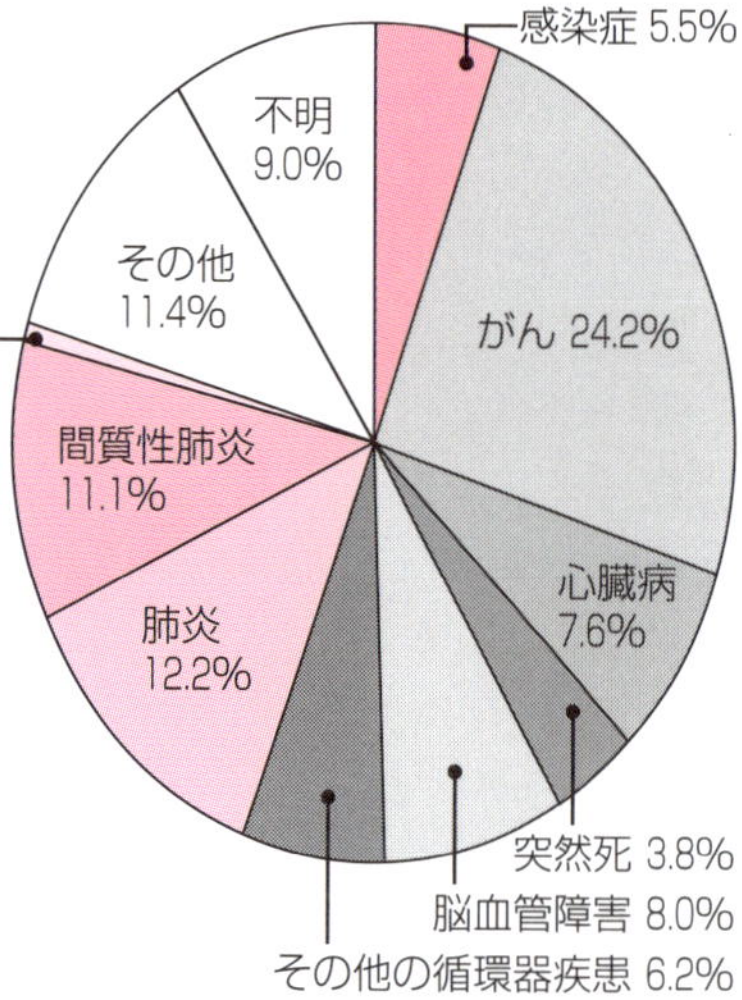


▼生物学的製剤を使っている人の死因

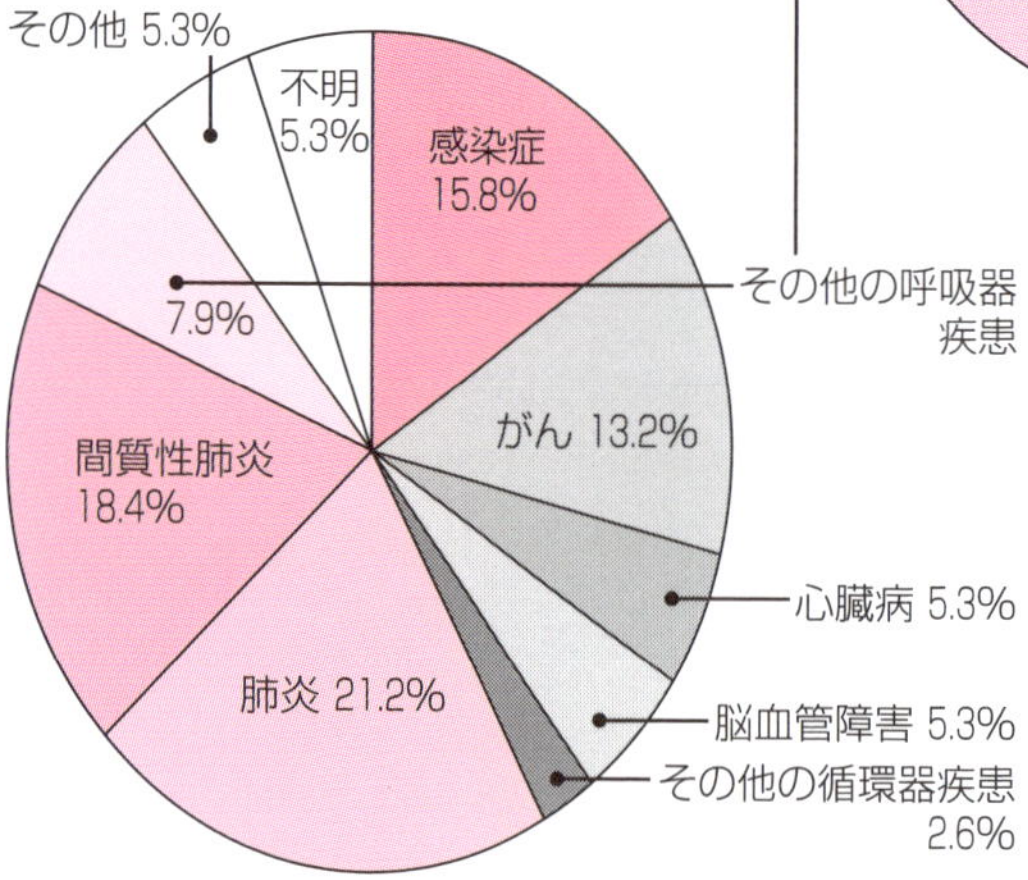


生物学的製剤の使用で死亡率が高まることはないが、死因に変化がみられる。肺の病気や、肺炎を除く感染症の割合が増加。心臓病やがんは減る傾向があることが確かめられている

（厚生労働省研究班による）

### 予防と治療で致命的な事態をさける

日本人の三大死因といえば、がん、心臓病、脳血管障害でしたが、近年、肺炎が増加。二〇一一年以降は脳血管障害にかわり死因の第三位になっています。関節リウマチがなくても、高齢者にとって肺炎は致命的な病気なわけですが、関節リウマチがある場合、よりいっそうの注意が必要です。

関節リウマチに合併する肺の病気は、治療薬や病気自体の性質が大きく影響しています。肺炎のきっかけになりやすい細菌などへの感染を防いだり、早い段階で治療を開始したりして、命にかかわる状態にまで進行させないことが大切です。

## 3つの理由がかかわっている

関節リウマチで肺の病気が起きやすいのには、いくつかの理由があります。

▼肺の構造

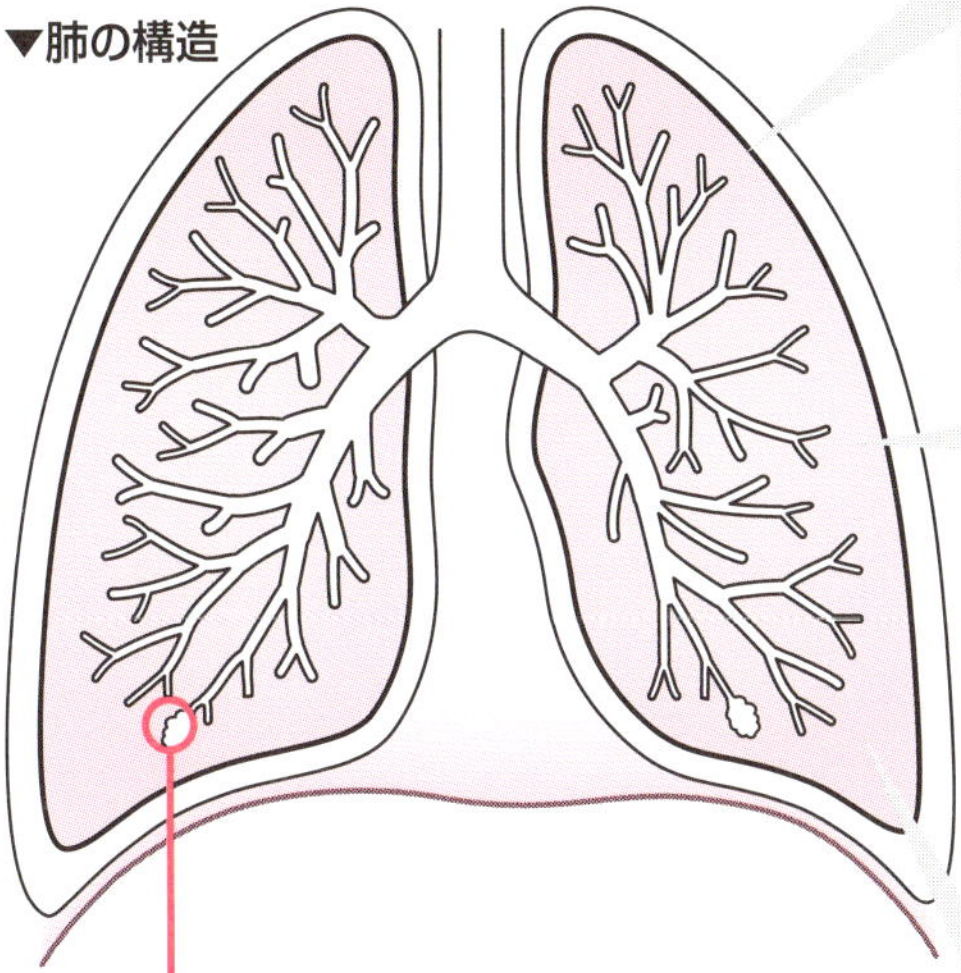

細かな気管支の先には肺胞という小さな粒があり、ここでガス交換がおこなわれている。肺胞の薄い壁の部分を間質という

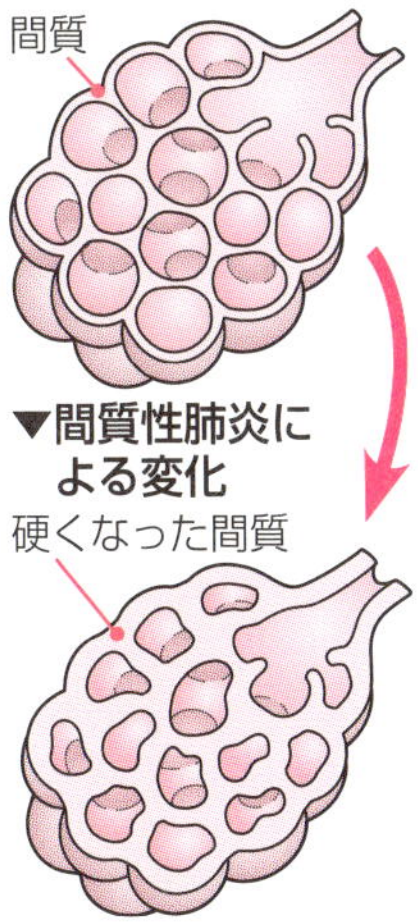


間質に炎症が起きるのが間質性肺炎。進行し、間質が厚く硬くなった状態が肺線維症

### ❶治療に伴う免疫の低下で、感染しやすい

ふつうなら鼻・のどの炎症だけで治まる風邪が肺炎にまで重症化したり、健康な人には悪さをしないようなカビ、雑菌などによる肺炎（ニューモシスチス肺炎など）が起きたりしやすくなります。

まれに、過去に患った結核がぶり返すこともあります。

### ❷関節リウマチと共通する免疫の異常が肺にも影響する

患者さんの10～30％に間質性肺炎（肺線維症）が合併します。関節リウマチと同様に、免疫の異常が関係していると考えられています。

無症状のままのこともありますが、徐々に進行し、肺線維症を起こすことも。間質性肺炎とわかれば、必要に応じてステロイドや免疫抑制剤を使った治療をおこないます。

### ❸薬の副作用で肺障害が起きることも

まれに、メトトレキサートなど関節リウマチの治療薬の副作用による肺障害が起きることがあります。発症した場合には、原因となった薬は中止し、必要に応じて大量のステロイド投与などの治療をおこないます。

### こじらせないためのポイント

- 感染症の予防対策を徹底する（→41ページ）
- せきが続く、たんが増えた、息苦しさがあるなどというときは、熱がなくてもすぐに受診
- 診断がつきしだい、適切な治療を開始する
- 症状はなくても、定期的に画像検査を受け、肺の状態を調べておく（間質性肺炎のチェック）

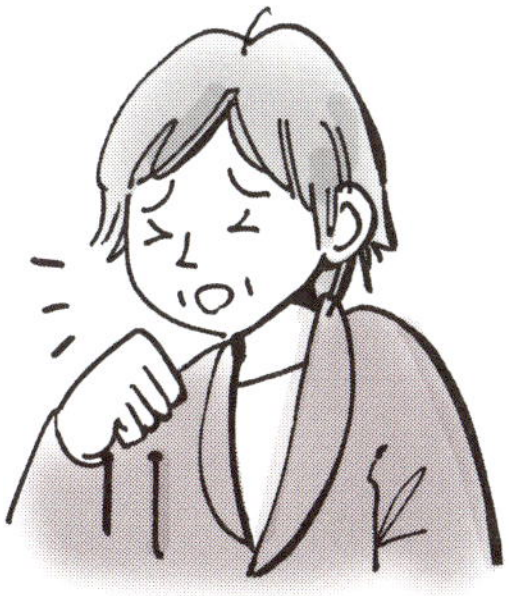

転倒・骨折

# 骨折しやすさは倍増！ 転倒に注意

関節リウマチの患者さんの骨折しやすさは、同世代の関節リウマチではない人の約二倍。きっかけになりやすいのが転倒ですが、「いつの間にか折れていた」ということもあります。

## 「まだ若いから」と油断しないで

**関節リウマチの患者さんの10人に1～2人は、骨折したことがあるという調査結果があります。また、骨折のきっかけになりやすい転倒は、比較的若い患者さんも高齢の患者さんもほとんど変わらないくらいの確率で起きています。**

年齢が若い人ほど「転びやすさの自覚」が低いが、関節リウマチの患者さんは、「まだ若いから」と油断せず、「自分は転びやすい」という自覚をもって行動することが必要

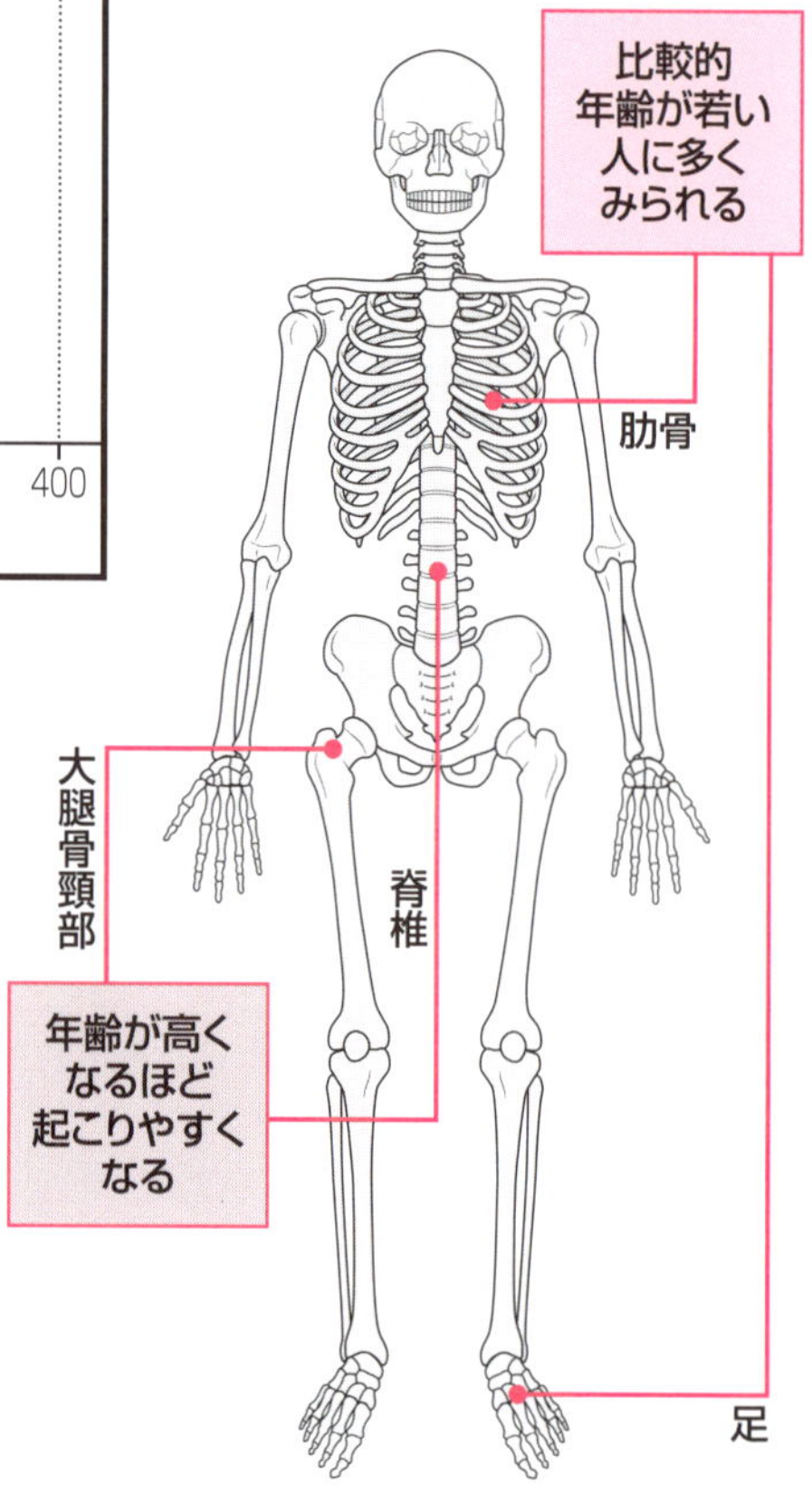


▼部位別の骨折数

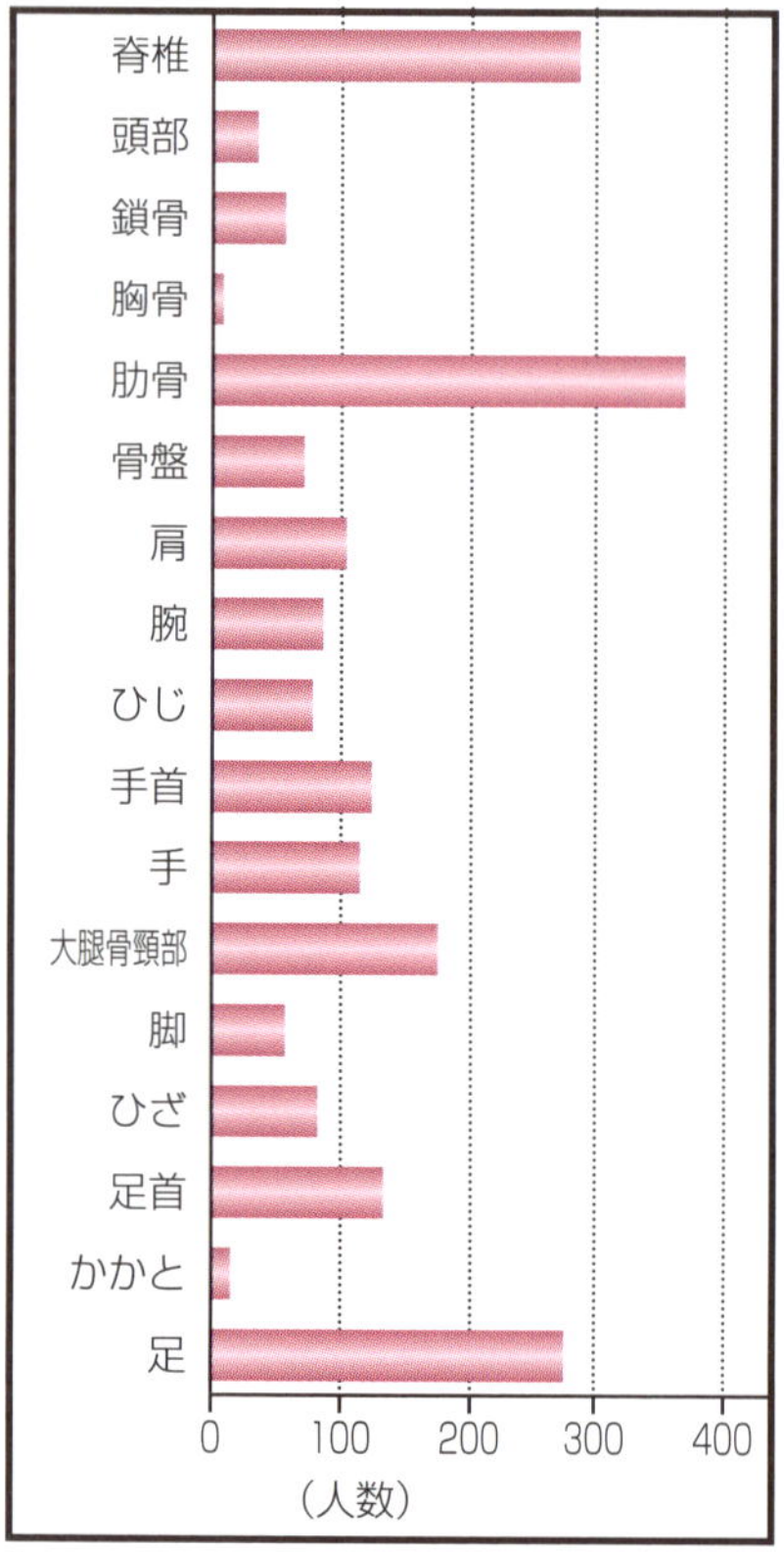


（IORRA 調査による）

## 骨折は健康長寿を阻害する一因に

ただでさえ身体機能障害をかかえがちな関節リウマチの患者さんにとって、骨折が生活に及ぼす影響は非常に大きなものになりがちです。とくに年齢が高くなるほど

## 転倒と骨のもろさが影響する

関節リウマチの患者さんに骨折が多い理由として、体の自由がきかずに転倒しやすいこと、病気や治療薬などの影響で骨がもろくなっている人が多いことが挙げられます。

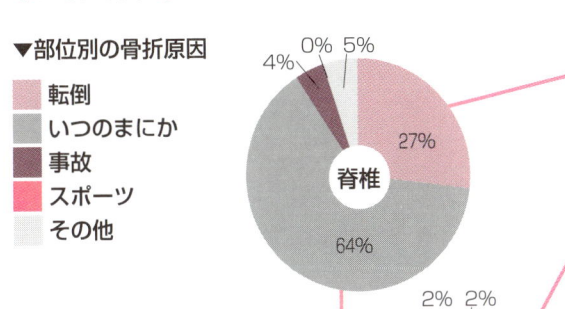

▼部位別の骨折原因

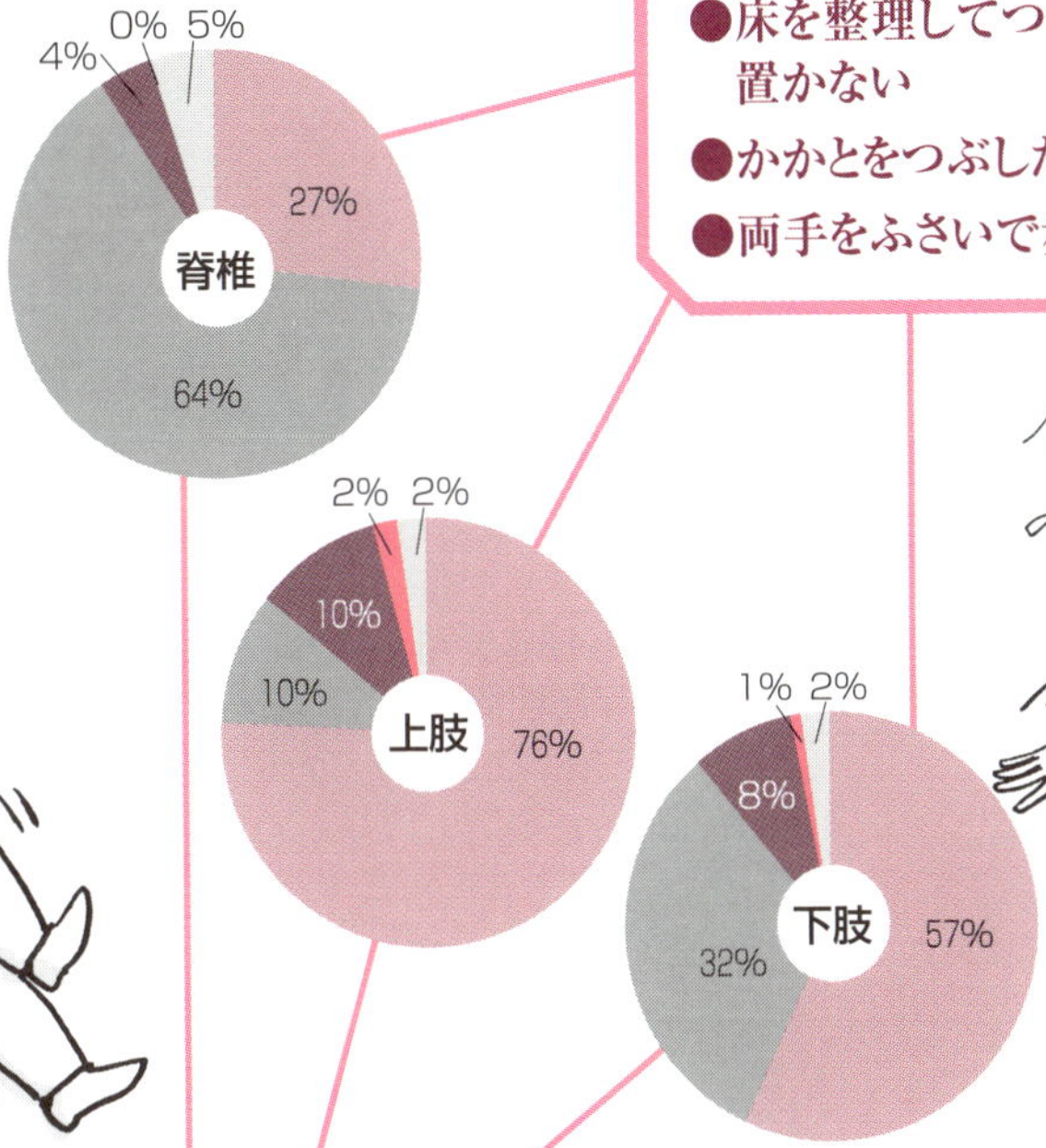


## 転倒を防ぐ

病気の影響による活動量の低下は、歩き方、体のバランスのとり方などに悪影響を及ぼしがちです。筋力アップに努めるとともに、転びにくい環境づくりも進めましょう。

- ●床を整理してつまずくようなものを置かない
- ●かかとをつぶした靴を履かない
- ●両手をふさいで歩かないようにする

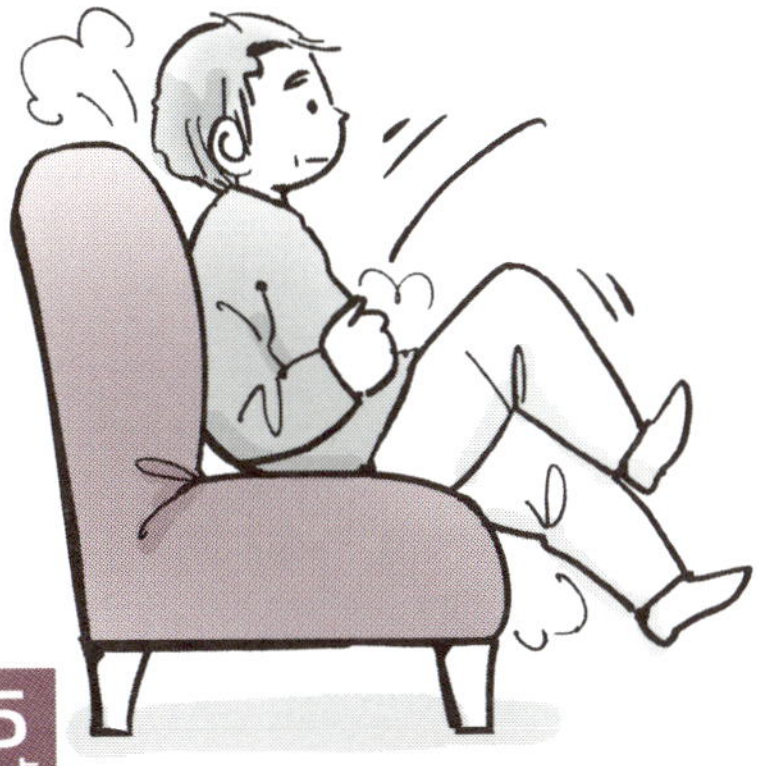

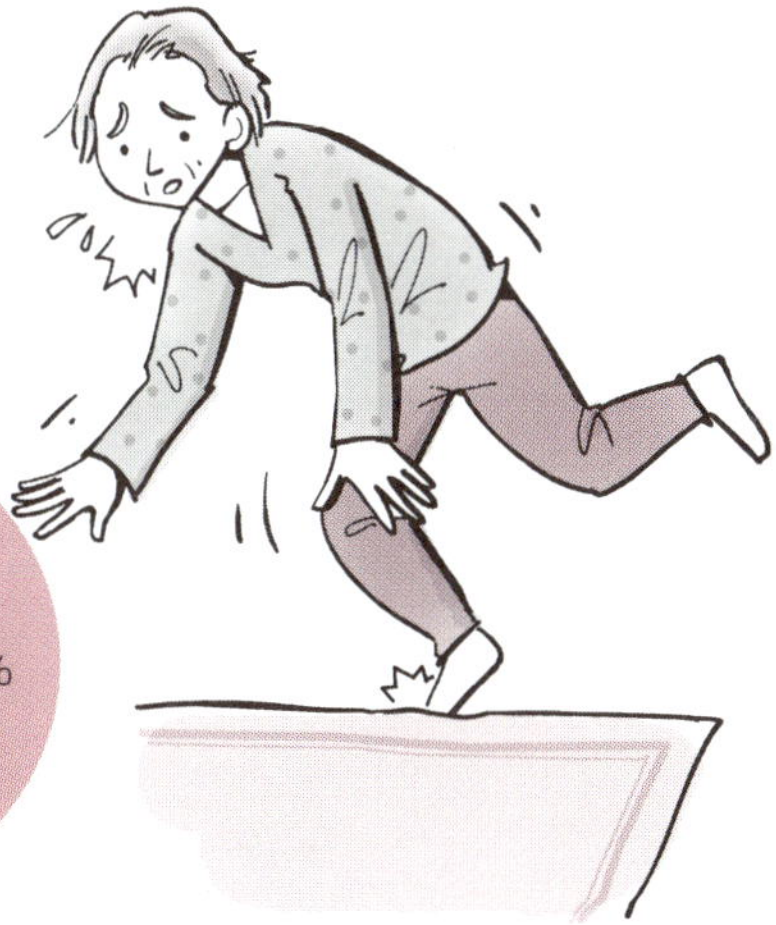

## 勢いよく座らない

骨粗しょう症でスカスカになった骨は、ちょっとした衝撃でつぶれてしまいます（圧迫骨折）。ドスンと勢いよく座った瞬間に背骨（脊椎）に圧迫骨折が起きても、そのときは気づかず、しつこい腰痛などをきっかけに検査を受けてはじめてわかることもあります。

- ●不用意な動作を慎む
- ●骨粗しょう症への対策を開始

増える背骨や足のつけ根の骨折は、活動量を大幅に低下させてしまいます。骨折がきっかけで寝たきりの状態になれば、健康長寿は遠いものになってしまいます。

だからこそ、骨折を防ぐ心がけが重要です。骨折のきっかけになりやすい転倒や不用意な動作をさけるとともに、骨粗しょう症にも十分な対策をとりましょう（→92ページ）。

**骨粗しょう症**

# 食事と戸外での運動、薬物療法で強い骨にする

関節リウマチの患者さんは、骨粗しょう症を合併することが多く、それが骨折しやすさにもつながっています。骨の量を減らさないための取り組みが必要です。

## 骨をもろくする要因をかかえやすい

関節リウマチの患者さんは、骨密度が平均以上に低下した骨粗しょう症になりやすい要因をいくつもかかえています。

### 女性

一般的に男性にくらべて小柄な女性は、もともとの骨の量が少なめ。関節リウマチは女性に多いことから、骨粗しょう症の人も多くなりがち

### ステロイドの長期使用

骨はつねにつくりかえられている。ステロイドホルモンには古くなった骨を片づける働きを強める作用があるため、骨量を減らしやすい

### 炎症

炎症が続いていると、増殖した滑膜組織が骨を侵食していくおそれがある

### 加齢

骨密度は若い頃にピークに達したあと、徐々に減っていく

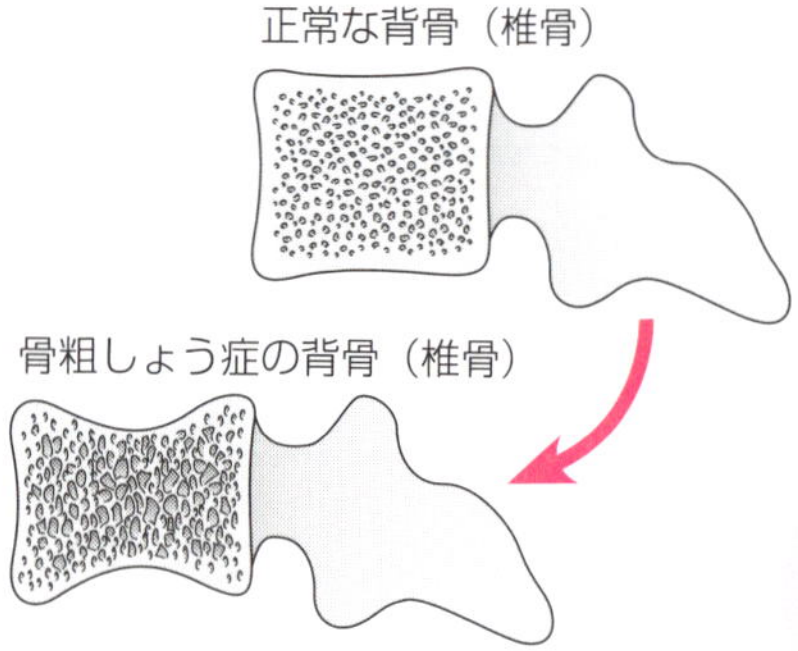


### 運動不足

体を動かしたり、重みを加えたりすると、体を支えるために骨の量が増えていく。運動不足、やせすぎは骨量を減らしてしまう

## 骨の量を増やせば折れにくくなる

骨の内部は細かな網目状になっています。網目が詰まっているほど骨の量（骨量）は多く、骨密度が高くて丈夫です。網目が粗くなれば骨量は減少します。骨密度は低くなり、もろく折れやすくなっていきます。これが骨粗しょう症といわれる状態です。

▼診断の目安

- 背骨や足のつけ根の骨が折れている
- 軽い力が加わっただけで生じた骨折があり、骨密度が若年成人平均値の80%未満
- 骨折はないが、骨密度が若年成人平均値の 70% 未満

## 骨を強くするポイント

骨の量は、食事をはじめとする生活習慣によって変わってきます。日常のちょっとした心がけが、骨の量の維持・増加につながります。

### 短時間でもよいから戸外に出よう

ビタミンDは紫外線を浴びることで皮膚でもつくられます。また、運動で筋力を維持することは、骨量の減少を予防するだけでなく転倒防止にも有効です。戸外に出て活動する習慣をもてば一石二鳥です。

### 魚、納豆を食べよう

骨の材料としてカルシウムはよく知られていますが、同時にビタミンD、ビタミンKをとることが重要です。食卓に魚や納豆をのぼらせる機会を増やしましょう。

とくにビタミンDは、関節リウマチの患者さんの約6割が不足気味、約1割はかなり欠乏していると報告されています。

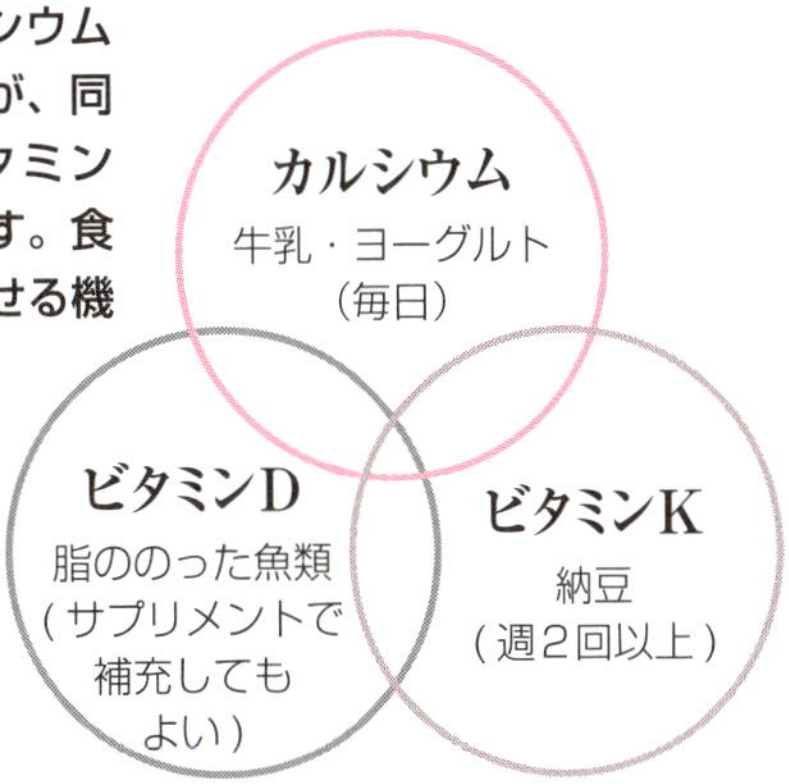


### 程度によっては薬物療法を開始

生活習慣を改めるだけでは十分な骨量の回復がむずかしい場合には、骨を増やす薬を使います。

なお、ビスホスホネート製剤の使用中に歯科治療を受けると、あごの骨を傷めることがあります。使用上の注意点についてよく説明を受けておくことも大切です。

| |
|---|
| ●ビスホスホネート製剤(ボナロン®、フォサマック®、アクトネル®、ベネット®、ボノデオ®、リカルボン®など) |
| ●活性型ビタミンD製剤(アルファロール®、ワンアルファ®、エディロール®など) |
| ●難治性の場合には、注射製剤(フォルテオ®、テリボン®、プラリア®)を使用することもある |

▲骨粗しょう症の治療薬

骨粗しょう症かどうかは、骨折の有無や、専用の測定器ではかる骨密度から判断します。骨粗しょう症と診断された人、骨粗しょう症とまではいかなくても骨密度の低下が生じている人は、さっそく骨量を増やす取り組みを始めましょう。

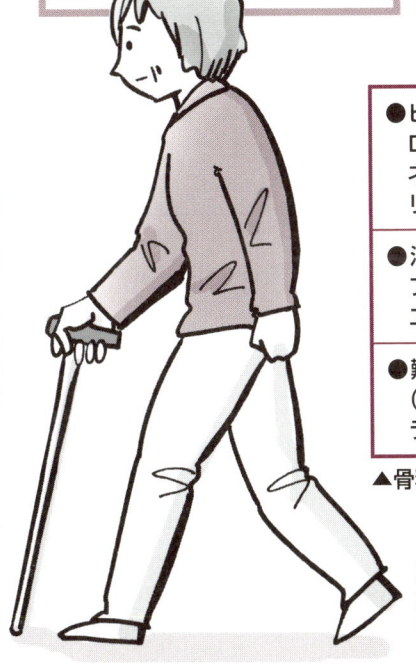

夏場なら6分程度、冬場の曇った日でも30分程度の日光浴で、ビタミンDは合成される

# 目や口の乾燥には潤いを与える工夫を

関節リウマチとは関係がないと思っている症状が、じつは患者さんの多くにみられる症状だということもあります。不快な症状への対処法を学んでおきましょう。

▼乾燥症状をもつ患者さんの割合

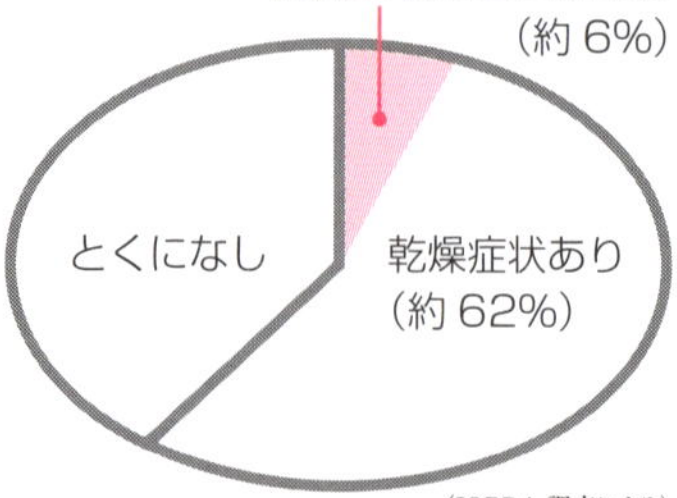


（IORRA 調査による）

## 乾燥しやすさは共通の悩み

乾燥症状を特徴とするシェーグレン症候群は、粘膜組織に対して自己免疫が働くことで生じるもの。関節リウマチに合併しやすいことが知られています。シェーグレン症候群との診断は受けていない患者さんでも、多くの人に目や口の乾燥症状がみられます。

### 目の乾燥症状

**ドライアイ**

- 目がゴロゴロする
- 目が疲れやすい
- まぶしく感じる　など

ひどくなると角膜に傷がつき、乾燥性角結膜炎や、表層性角膜びらんなどを起こす

### 口の乾燥症状

**ドライマウス**

- やたらにのどが渇き、口の中が粘つく
- クラッカーやパンなど、ぱさぱさしたものが食べにくい
- 長く話すと声がかれる　など

唾液が出ないことから、虫歯になりやすく、味覚障害が生じることも

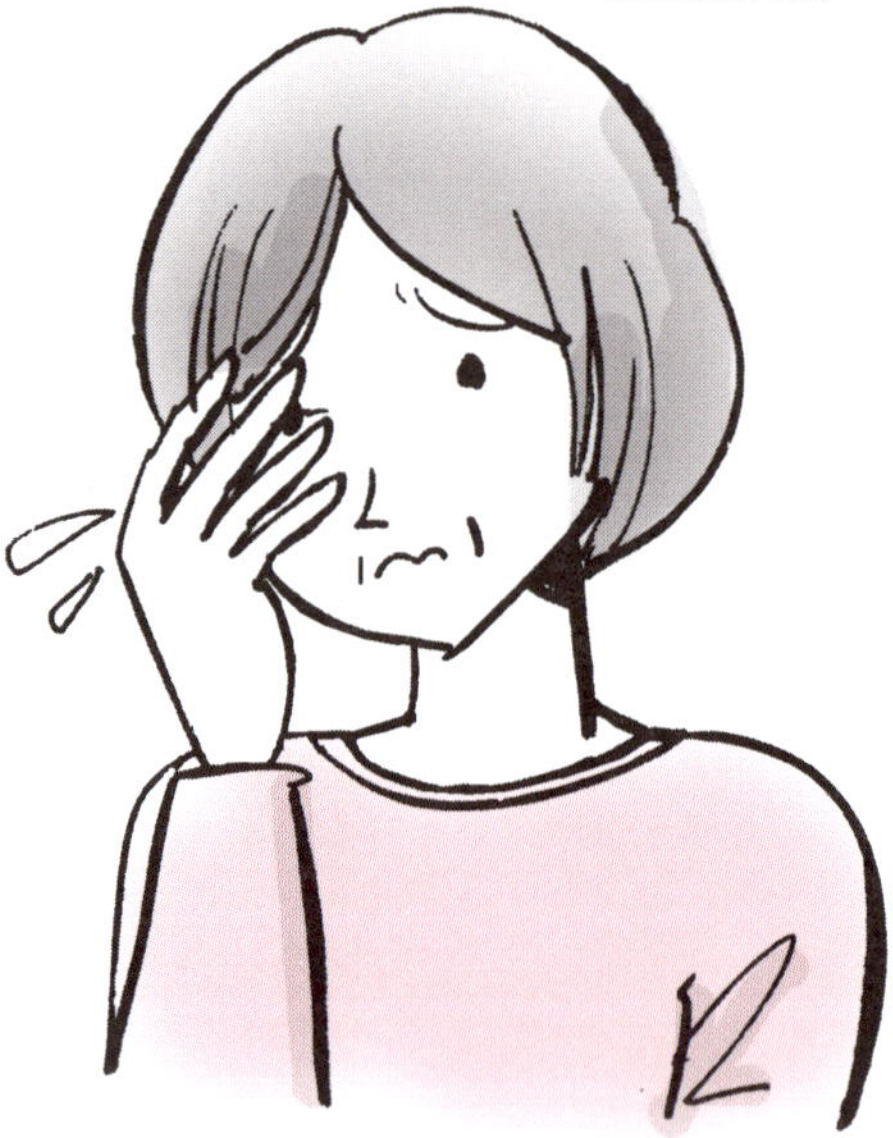

### 薬の影響で乾くこともある

関節リウマチ以外にも病気がある人は、常用している薬の影響で乾燥症状が起きやすくなっていることもあります。

薬を処方している医師に伝え、症状との関係、薬の種類の変更などを相談してみましょう。

## 帯状疱疹は早めに治療を

帯状疱疹は、幼少時に感染した水ぼうそうのウイルスが体内にひそみ続け、免疫の低下とともに再び暴れ出すために起こるものです。IORRA 調査によれば、関節リウマチの患者さん 1000 人のうち年間約 9 人（男性は約 8 人、女性は約 10 人）が帯状疱疹にかかっているという結果が出ています。

帯状疱疹とわかりしだい抗ウイルス剤の服用を始めます。その間、リウマチの治療薬は一時的に休止します。治療が遅れると神経痛が残ることもあります。早めの治療が肝心です。

▼発疹が出やすいところ

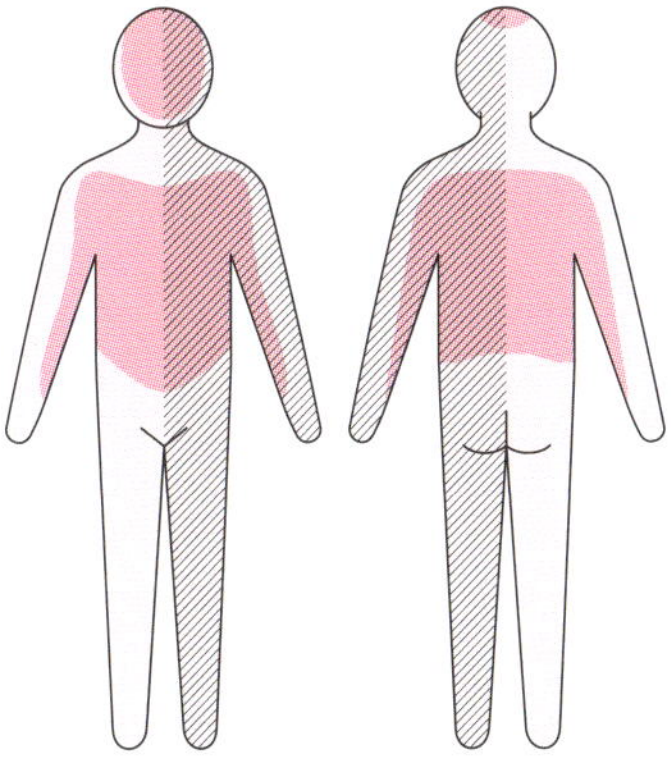

体の左右どちらかだけに出る。はじめは痛みだけ、徐々に赤い発疹が帯状に広がり、やがて水疱になっていく。あやしいときは、すぐに皮膚科かリウマチの治療を受けている医療機関へ

### 目の症状対策

- 人工涙液（マイティア®、ソフトサンティア®）で涙を補充。涙の質を改善させる点眼薬として、水分保持効果のあるジクアス点眼®、粘液を産生する細胞を増やすムコスタ点眼®などもある
- パソコン操作など、目を酷使する作業はこまめに休憩をとる
- 目のまわりをゴーグルのように覆う、ドライアイ用眼鏡を使う
- 簡単な外科手術で、涙の出口をふさいで涙の排出を抑える方法もある

防腐剤入りの点眼薬は差しすぎによる角膜障害に、防腐剤無添加の点眼薬は腐敗に注意！

### 口の症状対策

- 甘くないお茶、水などを入れた水筒を持ち歩き、こまめに口を湿らす
- レモン水など、清涼感のある水分でうがいをする
- シュガーレスガムなどを噛んで、唾液の分泌を促す
- 歯磨きの回数を増やして、粘つきを抑える
- 甘いもの、刺激の強い飲食物、アルコール類などは控える
- 人工唾液（サリベート®）や保湿成分が入ったジェルなどを用いると潤いが長続きする
- 唾液を出しやすくする薬（エポザック®、サリグレン®、サラジェン®など）もあるが、効果や使用感には個人差が大きい

たばこを吸っている人は禁煙することで改善しやすくなる！

## 眼科や歯科でのチェックも受けておく

多くの患者さんを悩ませる乾燥症状は、生活するうえで大きな不快感をもたらします。しかし、もともとからスッキリ治すことはむずかしいため、生活の工夫で乗り切るしかありません。直射日光やエアコンの風、室内の乾燥は、症状を強めるので注意しましょう。

乾燥性角結膜炎などの早期発見や虫歯の予防のために、定期的に眼科や歯科を受診することも大切です。

生活習慣病

# 高齢になるほど増えるがん、心臓病、脳血管障害

年齢を重ねた患者さんにとっては、加齢とともに発症しやすくなるがんや心臓病なども身近な問題です。関節リウマチだからがんになりやすいということはありませんが、適切に対処していきましょう。

## がん

メトトレキサートを使っている場合、悪性リンパ腫の発生率が通常の４倍といわれています（IORRA 調査より）。リンパ節の腫れやしこりに気づいたら、すぐに受診しましょう。リンパ節が腫れたからといって悪性とはかぎらず、薬剤の中止で治ることが少なくありません。

なお、生物学的製剤では悪性リンパ腫の発生率は上がらず、その他のがんの発生率は下がると報告されています。

▼リンパ節の腫れに
気づきやすいところ（●印）

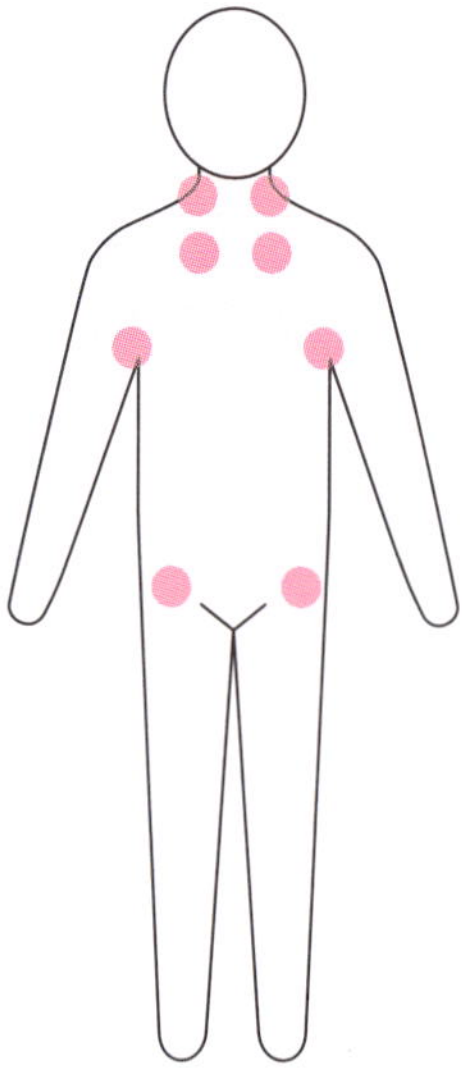

ひじの外側、アキレス腱、後頭部などにできる痛みのない小さなしこりは、リウマチ結節といわれ、病気の勢いが強いときに現れるもの。リンパ腫とは関係ない

## 「関節リウマチ以外」にも注意しよう

病気自体の影響や治療薬による影響ばかりでなく、年齢の重なり、長年の生活習慣などの影響で発症する病気にも注意が必要です。

### ほかの病気で治療が必要なとき

関節リウマチ以外の病気で、リウマチの診療科以外での治療が必要になった際には、薬の飲み合わせの確認、手術が必要な場合には休薬を含めた薬の調整などをおこなう必要があります。それぞれの担当医と相談のうえ、適切に対処してもらいましょう

他科の医師に、関節リウマチの治療状況を伝える

関節リウマチ治療の主治医に相談

薬の調整（手術の際はリウマチ治療薬を休止することが多い）

容態をみながらリウマチ治療の再開

## 心臓病

欧米では、関節リウマチの患者さんには心筋梗塞などの心臓病が多くみられます。日本人の患者さんには、そのような傾向はありませんが、「関節リウマチだからならない」というものではありません。

**肥満、高血糖、高血圧などの改善で予防しよう**

## 脳血管障害

減少傾向にあるとはいえ、発作を起こせば運動障害などを残す可能性もあります。関節症状とあいまって、日常生活の不自由度を高めてしまうおそれがあります。

「関節リウマチの治療で通院しているから」「生物学的製剤を使っているから」と油断しないこと。がん検診などは定期的に受けておこう

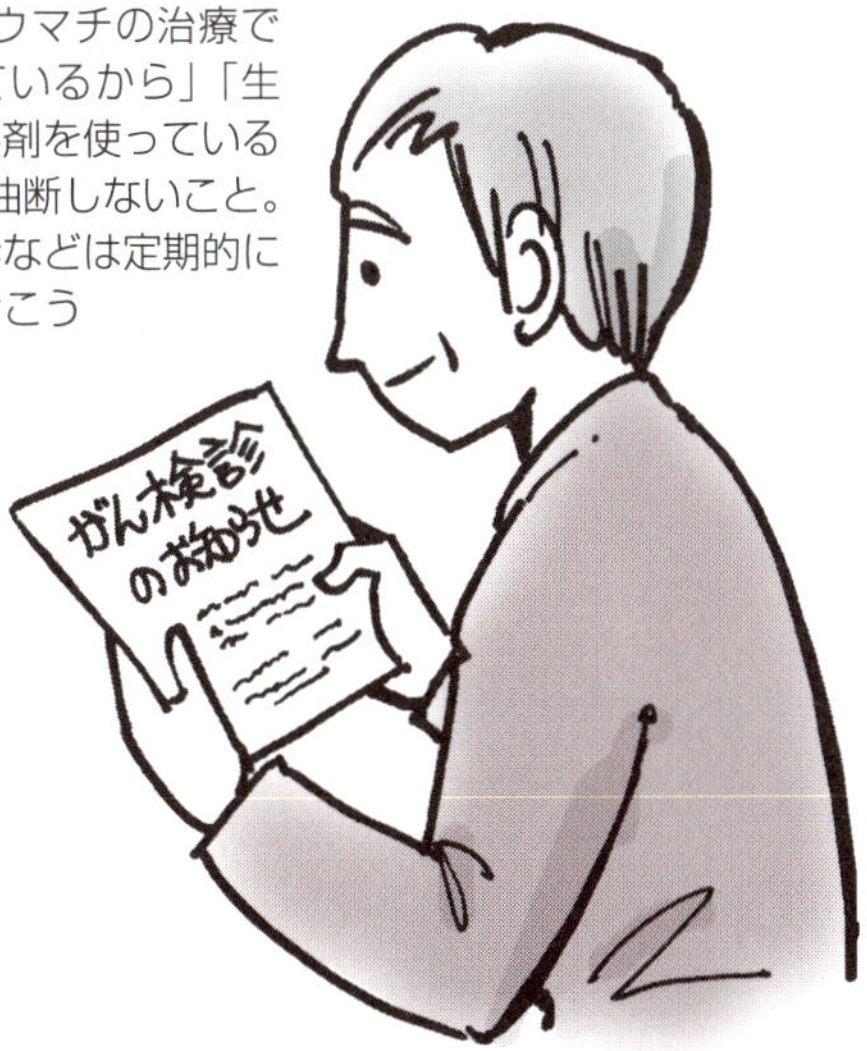


## 生活習慣の見直しと早期発見を心がける

関節リウマチがあると、心臓病や脳血管障害のもとになる動脈硬化や、悪性リンパ腫が増えるなどという報告もあります。しかし、生物学的製剤の登場以来、これらの病気で亡くなる人はむしろ減少しています。関節リウマチの影響は、むやみに心配する必要はありません。

ただし、健康な状態を長く保つには、全身の管理が必要です。生活習慣そのものを見直して予防に努めること、早期発見・早期治療を心がけていきましょう。

### 同じ病気をもつ人との交流も支えになる

長い治療が続くなか、同じ病気をもつ人どうしの交流が、不安や悩みを減らすきっかけになることもあります。関節リウマチの患者さんやご家族を中心に設立され、活動を続けている団体として「公益社団法人 日本リウマチ友の会」があります。各都道府県に支部をおき、多岐にわたる積極的な活動をしています。興味のある方は問い合わせてみましょう。

▼主な活動
- ●リウマチの啓発活動
- ●療養誌『流』の発行（年間５～６回）
- ●年１回の全国大会
- ●療養医療講演会・相談会の実施（全国各地）
- ●自助具の研究・紹介・頒布
- ●リウマチの専門書の紹介、頒布　など

公益社団法人 日本リウマチ友の会
TEL 03-3258-6565
URL http://www.nrat.or.jp/

COLUMN

# 健康食品やサプリメントは「趣味の領域」ととらえる

## 必須の取り組みではない。負担にならない範囲で

およそ三人に一人の患者さんは、医療機関での関節リウマ治療とは別に、健康食品をとったりマッサージを受けたりしているという調査結果があります。「代替医療」といわれるこうした取り組みの効果は、はっきり実証されていません。「これをしないと悪化する」というようなものではありませんので、趣味ととらえればよいでしょう。

趣味がこうじて本来の医学的治療をおろそかにしたり、経済的な負担に苦しんだりするようになっては困ります。そのようなことがなく、患者さん自身が「なんとなくよい」と感じることができるのであれば続けてもかまいません。

▼利用者が多い代替医療

- 健康食品・サプリメント
  葉酸入りのサプリメントの使用は要注意
  (→45ページ)
- マッサージ
- 民間薬
- 漢方
- 鍼灸

など

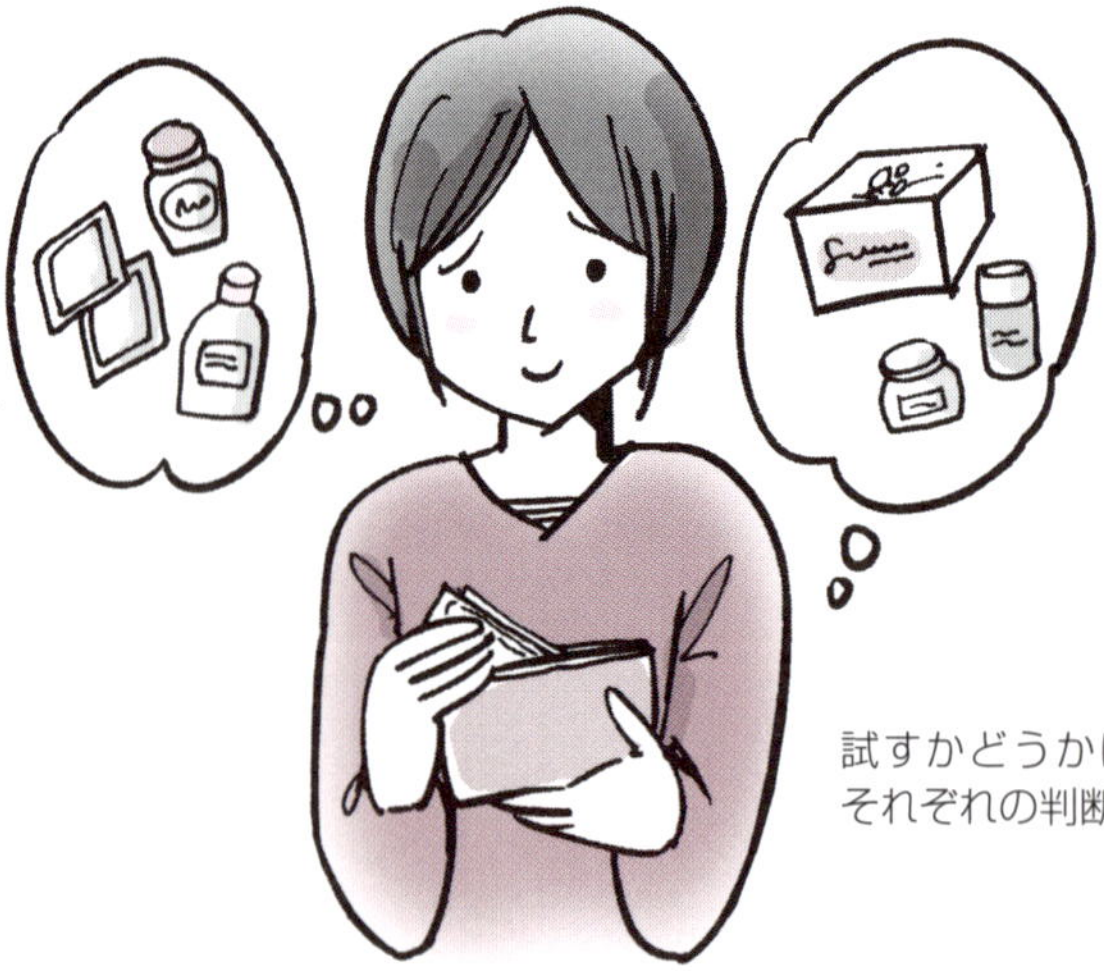

試すかどうかは、それぞれの判断で

■監修者プロフィール

## 山中 寿 (やまなか・ひさし)

1980年三重大学医学部卒業。1983年東京女子医科大学膠原病リウマチ痛風センター助手。1985年米国スクリプス・クリニック研究所研究員。2003年東京女子医科大学膠原病リウマチ痛風センター教授。同センターが2000年から取り組んでいる関節リウマチ患者を対象とした大規模調査であるIORRA (Institute of Rheumatology、Rheumatoid Arthritis)の生みの親。その実績が評価され、2012年度の日本リウマチ学会学会賞を受賞。2019年5月より医療法人財団順和会 山王メディカルセンター リウマチ・痛風・膠原病センター長。


■参考資料

東京女子医科大学膠原病リウマチ痛風センター ホームページ
(http://www.twmu.ac.jp/IOR/)

東京女子医科大学膠原病リウマチ痛風センター
IORRAニュース(2002年4月～2015年5月)

東京女子医科大学膠原病リウマチ痛風センター
センターニュース(第11号～第30号)

日本リウマチ学会編『関節リウマチ 診療ガイドライン2014』
(メディカルレビュー社)

佐浦隆一/八木範彦編『関節リウマチ リハ実践テクニック』
(メジカルビュー社)



健康ライブラリー イラスト版

関《かん》節《せつ》リウマチのことが
よくわかる本《ほん》

2015年9月10日 第1刷発行
2020年3月5日 第4刷発行

監修 山中 寿 (やまなか・ひさし)

発行者 渡瀬昌彦

発行所 株式会社講談社
東京都文京区音羽二丁目12-21
郵便番号 112-8001
電話番号 編集 03-5395-3560
販売 03-5395-4415
業務 03-5395-3615

印刷所 凸版印刷株式会社

製本所 株式会社若林製本工場

N.D.C. 493 98p 21cm





ISBN978-4-06-259796-8

●編集協力 オフィス201 柳井亜紀
●カバーデザイン 松本 桂
●カバーイラスト 長谷川貴子
●本文デザイン 勝木雄二
●本文イラスト さとう久美 千田和幸